裸足で歩こう

パク ドン チャン
朴 東 昌

日本語版の出版によせて

　この世に裸足ウォーキングが健康によいという事実が知られるようになったのは、2006 年に筆者が自然の指圧理論に基づき執筆した最初の書籍『裸足で歩く楽しさ』を出版してからである。その直後、同書を読んだ忠清南道大田（テジョン）市にいる、ある起業家と数回に渡る話し合いの末、大田市にある鶏足（ケジョク）山（サン）の林道 13km に黄土を敷きつめて「裸足ウォーキングの道」を作ったことで、さらに多くの人に広く知られるようになった。

　その 10 年後の 2016 年、筆者がソウルの江南にある大母山（デモサン）に「無料森林裸足ウォーキングへの招待」プログラムである「裸足ウォーキング森林ヒーリングスクール」を開設し、参加した多くの人が甲状腺がん、乳がん、血液がん、虫垂がん、前立腺がんなどの各種がんから、心血管疾患、脳疾患、慢性頭痛、アトピー性皮膚炎、慢性関節リウマチ、耳鳴り、足底筋膜炎、脊椎管狭窄症などに至るまで、数多くの慢性疾患はもちろん、アンチエイジング効果により活力溢れる若さを維持できるということが確認された。裸足ウォーキングは、創造主が設計された奇跡の健康増進法だということがわかったのだ。また 2010 年に発表された米国の電気技術者クリント・オーバー Clint Ober と心臓医学者であるスティーブン・シナトラ Stephen Sinatra 博士らが書いた「Earthing-The most important health discovery ever!」とその前後にアメリカ、ポーランドなどで発表された約 20 編を超える臨床論文が裸足ウォーキング治癒の理論的根拠を提供してくれた。

　そのような過程を経て筆者は、2019 年『2 か月以内に病気がよくなる「裸足ウォーキングの奇跡」』と、2021 年に本書『裸足で歩こう』を相次いで出版した。その中で裸足ウォーキングによる数多くの治癒の事例と ① 自然指圧 Natural Reflexology 理論、② 接地 Earthing 理論、③ 足裏のアーチと足指 Arch &

Toes 理論という 3 つの理論体系を確立させた。

　また大地との接地を通して地中の自由電子が私たち人間を含むすべての生命体の生理的作用を最適化するという事実を確認し、接地理論の理論体系を ① 抗酸化効果、② 血液希釈効果、③ ATP 生成促進効果、④ ストレスホルモンであるコルチゾール分泌の鎮静効果、⑤ 炎症と痛みの治癒効果、⑥ 免疫系の正常作動効果とした。そして地中の負電荷を帯びた自由電子こそ、私たち人間の健康な生活はもちろん治癒と抗老化を可能にする「生命の自由電子」と定義し、裸足ウォーキングこそが数千年の間、人類が探し続けていた無病長寿と抗老化の不老草という結論に至った。

　そのような活動をしている中、裸足ウォーキングの効果をはっきりと証明するもう一つの驚くべき治癒の事例が世の中に知られることになった。2022 年 1 月 26 日、病院で治療不可判定を受けた末期の前立腺がんであるパク・ソンテさん (75 歳男性) が、靴を脱ぎ裸足で歩いたことによって、がんが完全に治癒されたというのだった。娘さんが買ってきた筆者の『裸足で歩きなさい』を読んで、裸足ウォーキングが最後の希望と感じたパク・ソンテさんは、すぐ靴を脱ぎ近くにある金岱山をはいながら登った。そのように裸足で歩いて 2 か月後になる 2022 年 4 月 29 日に受けた検査で、PSA 指数は 935.8ng/mL から 0.0588ng/mL に下がり、転移して真っ黒になっていた 9、10 番目の胸椎も白く再生され、完全に治癒したという結果を受けた。そしてその奇跡のような治癒の事実が 2022 年 9 月 10 日、韓国の主要日刊新聞に取り上げられ、同報道はたった 1 日でインターネットで 160 万ビューを記録し、裸足ウォーキングに対する韓国国民の関心を再び彷彿させた。

　これにより、筆者と裸足ウォーキング国民運動本部は、裸足ウォーキングがもたらす驚くべき健康増進効果と病気の予防や治癒のメカニズムを、一日でも早く韓国はもちろん全世界の人々に知らせなければならないという使命を具体的に実現するために、次に述べる 3 つの大きな努力を尽くしている。

　まず第一に、韓国の憲法に健康権と環境権はもちろん、国民健康増進法により大地と接地して暮らすことができる接地権 Right of Earthing の立法を推進している。その第一歩として 2023 年 4 月 15 日全羅北道 全 州市議会を通じ

て韓国初の「裸足ウォーキングの活性化と支援に関する条例」（巻末に添付）が可決された。またいくつかの地方自治体がそれを立法化するための準備作業に突入している。

　第二に、韓国から最も近い隣国であり、自然環境が似ている日本に本書を翻訳し出版する準備を 2021 年から始め、今回の日本語版の出版に至った。またこれまで筆者が韓国語で YouTube にアップロードしている「パク・ドンチャンの裸足講義」（2023 年 5 月 1 日現在 No.1 〜 96）、「裸足ウォーキング治癒の事例」（2023 年 5 月 1 日現在 No.1 〜 190）などの内容を海外にも広く知らせるため、英語で講義する「Barefoot Lecture of Dong Chang Park, Ph.D.」（2023 年 5 月 1 日現在 No.1 〜 10）を作成し、世界に知らせようと努力している。

　第三に、世界保健機関 WHO が過去 20 年間推進してきた「ウォーキング運動」に「裸足ウォーキング運動」を含めるよう提案するとともに、各国が裸足で歩ける土の遊歩道を構築するよう提案し促すことで、全人類が早期に裸足で歩く健康な生活ができるよう筆者なりの努力をしている。

　そのような一連の流れの中、筆者と縁になった日本の共愛学園前橋国際大学の呉宣児（オ・ソンア）教授の努力と一部補完翻訳作業などを経て、ついに日本語版の出版に至ったことを無限の栄光と考え、また心から感謝する。

　これから、本書が日本で出版されることをきっかけに、日本でも裸足ウォーキングの驚くべき人類健康増進の秘密が一日でも早く知られ実践されていくことで、日本国民全員が裸足で歩き、病気の苦痛から解放される健康な社会を作っていくことを切に願っている。

2023 年 5 月 1 日
ソウル江南の大母山に裸足で立ち
朴 東昌（パク・ドンチャン）

目次

第三章　アーシングはどうやって私たちの健康を回復させるのか

第四章　裸足ウォーキングとアーシング5つの天然治癒薬

まえがき

　私は雪が降ろうと雨が降ろうと、毎朝マンションの公園に裸足で立つ。それから全国の会員と読者の方々に朝の手紙を書く。陽の光が差してもよし、雨が降ってもよし、雪が降ってもよし、春と夏には溶けるような青緑の中で、秋には美しく紅葉した木々の間で、冬には真っ白い雪で潤った地面を裸足で踏みながら、私に限りなく溢れる命の喜びと祝福を伝えるのだ。

　大地に裸足で立つと、地中から自由電子がうねりとなり我々の体の中へと入ってくる。負 (−) 電荷を帯びた自由電子は裸足を通り、体内を駆け巡り、体の中に溜っている万病の元である正 (+) 電荷を帯びた活性酸素を一挙に中和してしまう。これが裸足で歩くと、がんが治癒され、糖尿病や高血圧などさまざまな現代文明病が治癒されてしまう理由だ。

　地中から上がってきた自由電子は、血液内にある赤血球の表面電荷を上げ、細胞が互いに反発し合う力であるゼータ電位 zetapotential を上昇させる。そして自然に血液の粘性が下がることで血流の速度が早くなる。これがサイレントキラーと呼ばれる心血管疾患、脳疾患などを予防し、治癒する所以である。

　また、私たちのエネルギー代謝の核心物質である ATP(アデノシン三リン酸) の生成が促進される。普段、私たちが生きていくのに必要な活力とエネルギーは、私たちが食する新鮮な野菜と果物から電子を受けて ATP が生成されるが、それは非常に限定的である。しかし、地中には無限の自由電子が存在する。靴を脱いで地面の上に裸足で立つことで、その無限の自由電子は私たちの体内を駆け巡り、ATP の生成を促進させる。裸足で歩けばさらに活力が溢れ、アンチエイジングと若さの妙薬が充電されるというわけだ。

　さらに地中の自由電子は私たちのストレスホルモンであるコルチゾールの分泌を安定させ、天然の神経安定剤の働きをする。これが裸足で歩けば、熟

睡することができ、不安、いら立ち、過敏症状などを落ち着かせ、心が楽になる理由だ。OECD加入国の中で何年もの間、不名誉な自殺率1位を記録している韓国ではぜひとも気に留めておくべきテーマではないだろうか。

　そして、裸足でしっとりした地面を踏んだり、土の中に足を埋めておけば、さまざまな炎症と痛みが緩和され、治癒される。これがまさに本書で詳述するアーシング理論の核心であり、私たちが裸足で歩き、アーシングをする時、さまざまな現代文明病の予防ができ、治癒されるのはそのメカニズムによるものだ。

　そのため私は裸足で地面を踏んだり、アーシングをする時に地中から私たちの体へ上がってきて、重要な生理的機能を活性化させ、触発させてくれる、地中の負(−)電荷を帯びた自由電子を「生命の自由電子」と呼ぶ。私たち現代人を苦しめているさまざまな慢性疾病を予防し、治癒するだけでなく、私たちの健康な生命の担保になるのだ。

　また、地面を裸足で踏むと、地面の上にある石や木の根、木の枝などが、私たちの足の裏にあるツボを刺激しながら指圧してくれる。それにより自然と私たちの体の臓器に血液が充分に供給され免疫力が強化される。これが裸足で歩けば風邪などの感染症にかかりにくくなる理由である。

　また天然のプレス装置である足裏のアーチ arch が圧縮と弛緩を繰り返しながら、そのスプリング効果によって、筋骨格系に弾力を与えてくれる。これが裸足で歩けば筋骨格系を包んでいる筋肉が柔らかくなり、足底筋膜炎など各種の筋骨格系疾病の痛みが自然に解消してしまう理由だ。そして足裏のアーチの圧縮・弛緩を通して、血液がポンピングされ、体内を勢いよく流れ、私たちの体に最高の免疫力の増強をもたらす。また靴を脱いで裸足で歩いた瞬間、靴の中に閉じ込められていた足の指が扇のように広がることで、全身の筋骨格系が正しい位置に戻り、さまざまな筋骨格系疾病の痛みを和らげてくれる。このように裸足ウォーキングがもたらしてくれるものは、形容できないほど有益な指圧効果と足裏のスプリング効果、血液のポンピング効果、足の指の活性化効果である。

　しかし靴を履いて歩くと、天然のアーシング効果と指圧効果、足裏のアー

チと足の指の効果などを全く享受することができない。靴の不導体である合成素材のゴム底 sole か、地面とのアーソノジと指圧効果を遮断し、足裏のアーチにぴったりと密着するように作られたインソール insole が、アーチを塞いでしまい、スプリング機能と血液のポンピング機能を遮断してしまうからだ。また靴の甲革が足の指を締め付け、足の指の機能を果たすことができずにいるのだ。これが私たちが靴を脱いで裸足で地面を踏まなければいけない理由だ。

　私はこれらの裸足ウォーキングの秘密を、2001年にあるTV番組で放送されていた末期の肝臓がん患者が、裸足ウォーキングをして治癒したという話を見て、あの裸足ウォーキングには何かわからない治癒の秘密が隠されているのではないかと感じた。その直後、ポーランドにあるカバティの森を裸足で歩き、その治癒の秘密を確認することができた。ポーランドで銀行を経営していた時に襲ってきたさまざまな業務上のストレスと困難を、またそれにより発症したさまざまな体と心の病を治してくれる驚くべき治癒の宝の地図を探し当てたのだ。それがまさに裸足ウォーキングの治癒の秘密である。

　それから、私には新しい悩みができた。裸足で歩く驚くべき喜び、その治癒の秘密を一日でも早くたくさんの人に知らせなければいけないという使命を感じたのだ。それから私は森の中を裸足で歩いて、その時感じたこと、また気づいたことを記録し始めた。古代から伝えられた足の指圧理論は、このように裸足で歩く自然の指圧 Natural Reflexology 理論として、私により具体化されたのだ。

　そして、その秘密を人々に知らせ、みんなが裸足で歩き健康な人生を謳歌できるように導かなければと、2006年に帰国と同時に『裸足で歩く楽しさ』という最初の裸足ウォーキングに関する実用書であり、理論書を出したのである。

　その10年後、金融に携わる者としての現役生活を終えた2016年7月。私はソウルの江南にある大母山で、無料森林裸足ウォーキングの初プログラムである「裸足ウォーキング森林ヒーリングスクール」を開設した。裸足ウォーキングの治癒効果を本格的に多くの人に知らせて教育をし、疾病の苦痛がな

い健康な世の中を実現しなければならないという私なりの弘益精神 (広く人間社会に利益をもたらすこと) と利他性を具体的に表したのである。

　それから間もなくして、裸足で歩いている多くの会員の方々から、裸足ウォーキングによって治ったという奇跡の報告が始まった。9 時間におよぶ脳の大手術でも治癒しなかった慢性頭痛がなくなったり、10 年以上も患っていたアトピー性皮膚炎が治癒し、不眠症などさまざまな疾病が裸足で歩き始めてから 2 か月ですっかり治ってしまったというのだ。甲状腺がん、乳がん、血液がんなどのがんが治癒された奇跡はもちろん、心房性細動と急性心筋梗塞、脳卒中による半身麻痺などの循環器疾患、脳疾患まで治癒されてしまった。また、足底筋膜炎、膝関節炎、股関節炎、脊柱管狭窄症などの筋骨格系疾患が、ただ靴を脱いで裸足で歩くだけで、瞬く間に治ってしまった。これらの記録は 2019 年拙著『裸足ウォーキングの奇跡』で紹介している。

　また、それと同時に 2010 年以降、アメリカの電気技術者クリント・オーバーと心臓医学者スティーブン・シナトラ博士などの『アーシング、地面とのアーシングが治癒する』という本の紹介と、このシナトラ博士と工学物理学者ガエタン・シュヴァリエ博士、そして『エネルギー医学』の著者であるジェームズ・オシュマン博士などのアーシング Earthing 理論に関連した 20 編余りの臨床学術論文を翻訳、紹介しながら、著書の『裸足ウォーキングの奇跡』で紹介した事例と一致する具体的な臨床事例を確認することができた。さらに 2012 年 12 月、イラクのバスラ医科大学のハイダー・アブドル - ラティーフ・モウサ Haider Abdul-Lateef Mousa 教授の『アーシングによる COVID-19 の予防と治療』という新型コロナの感染者に対する裸足ウォーキングとアーシングによる治癒の臨床論文まで確認できた。

　このような過程を経て、私は裸足ウォーキングの理論体系と各理論に相応した治癒効果を整理した。同時にそれらを裏付けるいくつかの海外論文の紹介とともに、私が自ら実験した玉ねぎと牛乳、金魚などを利用したアーシング実験の示唆する点をまとめた。そして人々が土の道を裸足で歩き、アーシングすることで、健康な人生を過ごすことができるように、政策の提案まで構想してみた。そうして「アーシング権」という憲法上の基本権の立法化へ

の提案、同時に世界保健機関 WHO には、真の人類健康増進のため、WHO が
これまで 20 年余り推進してきた靴を履いて行う「ウォーキング奨励政策」
を「裸足ウォーキング奨励政策」へと転換することを提案するなど、政策へ
の提案を込めた本書を叙述し体系化することにした。

　私は本書を刊行するにあたり、裸足ウォーキングとアーシングを習慣化で
きた場合、多くの現代人が苦しんでいるがんや心血管疾患、脳疾患、高血圧、
糖尿病など慢性疾患の治癒はもちろん、全世界をストップさせてしまった新
型コロナのような感染性の伝染病からも、私たちを自由にすることができる
という希望と信頼を固く持つことができたのだ。

　裸足ウォーキングを通したアーシングでの回復こそ、新型コロナ前と後に
分けられる文明の大転換時代であり、新たな人類健康のパラダイムである
という確信だ。それは私たちの創造主が設計された、裸足で歩く完璧な人間世
界の復元である。誰もが寿命が尽きるまで、疾病の苦痛がない健康で幸せに
生きることができる。そのような生まれながら持っている生理的機能を復元
するのだ。それがまさに創造主が設計された宝の地図の発見である。

　これまで数千年に渡り、我々人類が夢見てきた無病長寿の久遠の夢。それ
を本書を通じた裸足ウォーキングとアーシングの回復によって、必ず成し遂
げられるという確信と信頼を読者の皆さまと共に分かち合い、共に実践して
いきたい。

2021年 青緑の大母山の森に立って
「裸足ウォーキング市民運動本部」「裸足ウォーキング森林ヒーリングスクール」
朴 東昌 (パク・ドンチャン)

プロローグ

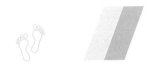

ポストコロナ時代、人類健康のゲームチェンジャー

　新型コロナのパンデミック以後、全世界の人々の日常生活と経済活動は大幅に萎縮してしまった。いわゆるアンタクト、つまり非対面の時代となったといえる。それだけでなく、この世はアナログではなく、デジタル時代として、また AI が人の代わりに判断してくれる超文明社会へと急速に移行しつつあり、未来が全く予想できない不確実性の時代に直面している。ある人はこれを「文明史的大転換時代の到来」だと定めた。

　ゆえに私たちは新型コロナのパンデミックの原因が何なのか正確に知らなければならない。そうすれば、正確な解決方法を提示することができるからだ。これに関連し私は世界の誰も注目していない、新型コロナのパンデミックの致命的な理由を、まさに現代人の地面との分離、すなわちアーシングの遮断にあると見ている。

　19 世紀以後、合成素材で作られたゴム底の靴を履き始めた現代人は、地面とのアーシング (裸足で地面に立つ行為) が遮断された。また道路が地面とのアーシングを遮るアスファルトやセメントで舗装され、住居も単層の土の家から高層の建物やマンションに変わり、現代人は地面とのアーシングの遮断が固着化してしまった。ひと言で言うと、1 日 24 時間、1 年 365 日、地面との接触が遮られた人生を送ることで、人間が元々持っている免疫力が低下してしまったのだ。そのため新型コロナウイルスが猛威をふるい、がん、心血管疾患など非感染性慢性疾患の現代文明病が生まれ、それらに私たち人類はどうすることもできないでいる。

　今は、新型コロナのパンデミックの解決に全世界の関心が注がれているが、

実際、私たちの周辺には新型コロナよりもっと恐ろしい非感染性の疾病が多い。そしてたくさんの人が、その疾病により苦しんでいる。今この瞬間も新型コロナの犠牲者の数よりも多くの人が苦痛にあえぎ、亡くなっている。

現代医学の目覚ましい発展にもかかわらず、毎年、心血管疾患、がん、高血圧、糖尿病、アルツハイマー病など現代文明病の発病者数、死亡者数はどんどん増えていっている。長年、全世界の死亡率 1 位の座を守っている心血管疾患の患者数は、1990 年の 2 億 7100 万人から 2019 年には 5 億 2300 万人へと 2 倍に急増し、死亡者数は 1990 年の 1210 万人から 2019 年には 1860 万人へと増加した[1]。全世界のがん患者の数も、2000 年の 1000 万人から 2018 年には 1810 万人に増加し、がんによる死亡者数も、2000 年の 600 万人から 2018 年には 960 万人に増加している。このまま増加傾向が続けば、2030 年にはがん患者の数が 2540 万人、死亡者数は 1640 万人にのぼると推定している[2]。

2020 年の 1 年の間に、新型コロナのパンデミックにより死亡した人の数が 180 万人であったが、その 10 倍を越える人が毎年、心血管疾患により死亡し、5 倍を遥かに越える人が毎年がんによって死亡しているのだ。従って人類の安定と健康な人生を脅かす慢性疾病の致命的な状況は、新型コロナのパンデミックよりもさらに深刻な状況なのである。

しかし、全世界はひたすら感染症のワクチンと治療薬の開発にのみ総力を挙げているだけで、根本的な人類の免疫力を増加させる方法に対しては無関心だ。また、それよりもさらに多くの死亡者数を出している各種の致命的な非感染性疾病に対する予防策なしに、ひたすら事後的な対症的治療薬と注射剤の開発にだけ集中するのみで、人類が健康な未来を過ごすための疾病予防に対しての知性と対策が切実に求められている。

これに、私は 2019 年に刊行した『裸足ウォーキングの奇跡』に続き、本書『裸足で歩こう』では、新型コロナのような感染症を予防できる人間の根本的な免疫力の増進を実現するべく、がん、心血管疾患、脳疾患、高血圧、

1　米国心臓学会ジャーナル , 2020.10 月号

2　WHO 傘下国際がん研究所

糖尿病、認知症、アルツハイマー病など恐ろしい慢性疾病などの予防のため必ず実践しなければならない核心的要素を記載した。

　現代文明病の原因の約 90% を占めている活性酸素の中和、心血管疾患と脳疾患の原因となる血栓の解消、人類の永遠の課題である老化の予防、現代人の精神を蝕む不安とストレスの緩和と鎮静、痛みを引き起こす多様な炎症の解消と治療まで…。それら全てのことを解決する根本的な治癒策がまさに「裸足ウォーキングとアーシング」にあるからである。

　地中に無限に存在している負電荷を帯びた自由電子は、裸足で歩いたり、アーシングする際に私たちの体の中に上がってきて、全方位的な生理的治癒のメカニズムを触発する。それを私は「生命の自由電子」と呼ぶことにした。靴を脱いで裸足で土とアーシングすれば「生命の自由電子」が、まるで電気自動車に電気が充電されるように私たちの体内に充電されるのである。

　新型コロナのパンデミックによってもたらされた 21 世紀の文明史的な大転換の時代。その根本的な問題は、現在の新型コロナウイルスへの対症的処置であるワクチンの開発や接種はもちろんであるが、それに加えて私たち人間が地面とのアーシングを行い、足元の地中に無限に存在している「生命の自由電子」を体の中に受け入れることによって、免疫力を増加させ、私たちの創造主が設計なさった人間の生理的オペレーションと治癒のシステムを完全に働かせることが解決への道である。このような私の考えは本書で後述するが、2020 年 12 月にイラクのバスラ Basrah 医科大学のハイダー・アブドル - ラティーフ・モウサ教授 Haider Abdul-Lateef Mousa が、59 人の新型コロナ感染患者を対象に行った裸足ウォーキングとアーシングによる治癒を立証した世界初の研究論文でも確認された。

　結局、私が主張した通りに私たち現代人がもう一度、土とのアーシングをすることが、全世界をストップさせてしまった新型コロナのパンデミックはもちろん、また、これからも襲ってくるであろう「未来の感染症 (別名 Disease X)」に備える根本的な処方になるのだ。また私たちを疾病の苦痛と死の危険の中へと追い詰めているがんと心血管疾患、高血圧、糖尿病、認知症、アルツハイマー病、パーキンソン病など、数多くの現代文明病に対する非常

に単純・容易・無害・無料の天然の予防と治癒の方法になるであろう。

　2019 年の拙著『裸足ウォーキングの奇跡』以後、これまでの 2 年間「裸足ウォーキング市民運動本部」と「裸足ウォーキング森林ヒーリングスクール」のネイバーカフェに、私が投稿した朝の手紙を編集した本書『裸足で歩こう』を刊行するにあたり、今後、裸足ウォーキングが国民健康運動として公式に採択され、関連社会インフラなどの造成と、国民全てが多額の費用を払わずとも健康で幸せに生きることができる社会へと前進していくことを切に願うだけである。

　そのために私は本書を通し、憲法第 35 条第 1 項に従って国民の基本権である「健康権」「環境権」の一環として「日照権」「眺望権」に相応する権利、つまり、日常生活において地面を踏み、アーシングして健康な生活を送ることのできる権利である「アーシング権」の立法を提案する。これと同時に全ての人がいつでも靴を脱ぎ、裸足で歩くことができるように私たちの住居空間を地面と繋げるという根本的な生活空間の革新を進めていくようにと政府当局に訴える。マンションなど住居団地と周辺の近隣公園などの遊歩道はもちろん、学校の運動場などを覆っているアスファルト、セメント、アスファルトコンクリート、シュロマットなどを取り除いて、土の道の遊歩道、土の運動場などを造成し、至るところに足を洗う施設を備えることにより、国民全てが日常生活の中でいつでも裸足で歩き、土とアーシングすることができるように社会的インフラ構築を押し進めるように要求していく予定である。

　そして本書『裸足で歩こう』が私たち国民だけではなく、世界保健機関WHO を中心とした全世界の人々が、裸足ウォーキングを始めるチャンスとなることを期待した。全ての人々が裸足で歩いて、土とアーシングすることで現代の新型コロナのパンデミックはもちろんのこと、これから、私たちを襲うことになる未来の感染症や致命的な慢性疾病からも自由になることができると信じているからだ。

　ポストコロナ時代。人類健康の革命的変化は「裸足ウォーキング」から始まるのである。

　　　　　　　　　　　　　　2021年　青緑色が溶けたような森林に裸足で立ち

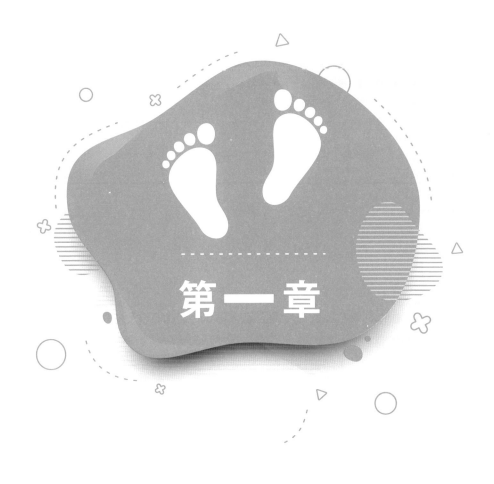

第一章

人類の健康における最初の提案：
裸足ウォーキング

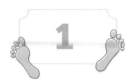

夢にまで見た無病長寿の鍵

　人類はこれまで数千年の間、無病長寿の夢を成し遂げるために、絶えず努力を続けてきた。数多くの医学書籍が刊行され、それによりさまざまな形の民間療法と薬の製造や処方などが伝えられてきた。しかし、依然として根本的な予防策はなく、治療のできない致命的な疾病によって人類は苦痛を受け続けている。人類の無病長寿の夢は前途遙遠のままである。

　もちろん、これまでの 300 年、医学の目覚ましい発展によって、多くの疾病に対する対症治療法は、飛躍的な発展を遂げてきた。近年、がんの治療による生存率は大きく高まり、心血管疾患などに対する医学的処置の成功例などがはっきりとした証拠である。しかしながら私たちには依然として病気にならないように予防したり、その病気自体を遮断する方法を探し出すための熾烈な努力が必要とされている。病院で手術を受けても、また多くの薬を処方されたとしても、治らない多くの病気が存在する。また漢方医を訪ね、鍼を毎日打ったとしても根本的な治癒に至らず、痛みが続くという場合も多く見られる。しかし、私が 2016 年から始めてきた無料の森林裸足ウォーキングプログラムである「裸足ウォーキング森林ヒーリングスクール」の多くの会員からは森の中を裸足で毎日、楽しみながら歩いたら、頭痛や耳鳴り、鼻炎などが自然に治り、足底腱膜炎、膝関節炎や脊柱管狭窄症など筋骨格系疾患などが治ったとい

う証言があった。

　再発した非ホジキンリンパ腫血液がんの腫瘍が、わずか 2 か月足らず
の裸足ウォーキングによって消えてしまったという (この場合は病院の
抗がん剤治療と臨床治療も並行して行われていた状況だった) 会員。甲
状腺がんの腫瘍が半分に減ったという会員。多発性仮性粘液腫 (別名 : 虫
垂がん) の腫瘍が、裸足ウォーキングを 5 か月しただけで半分の大きさ
になり、残り半分も小さくなって、9 か月後には腫瘍がきれいに無くなっ
てしまったという会員まで現れた。それでも医学界は相変わらず裸足
ウォーキングのこの驚くべき効果について注目していなかったが、これ
以上裸足ウォーキングの驚異的な治癒の効果を否認しているだけではい
られなくなった。

　さらにもう一歩踏み込んで、私たちは「森林裸足ウォーキング」がこ
れまで数千年の間、医学界が求め続けてきた「人類の無病長寿」という
未解決問題の答えを探すための新たな糸口の一つを提供しているという
考えに至った。

　2006 年、「自然の指圧論 Natural Reflexology」に根拠をおいた『裸足で歩
く楽しみ』に続き、2010 年、アメリカの電気技術者クリント・オーバー
と心臓医学者スティーブン・シナトラ博士などが共著した『アーシング、
地面とのアーシングが治癒する』を通して「アーシング Earthing 理論」と
いうまた別の科学的根拠が示された。2013 年にはスティーブン・シナト
ラ博士など医学者が 10 人の非実験者を対象に、室内に取り入れたアース
線を体に繋げるアーシング earthing の実験結果を発表した。この論文によっ
て医学的な根拠も明らかにされた。

　私たちはアメリカの医学者たちが示したアーシングを通した臨床実験
の結果が、私たちの裸足ウォーキングによる驚くべき治癒とヒーリング
の結果と一致するということを確認し、2019 年に『裸足ウォーキングの
奇跡』を発表した。

　一方、同じ単位を実証的に立証する非常に重要で新たな事例が確認さ
れた。まさにそれが裸足ウォーキング市民運動本部の会員である、イ・

ヨンジャさん（64歳女性）の事例である。彼女は2018年の秋、数か月間の裸足ウォーキングによって、数年間も病んでいた膝の関節の痛みかはとんど治ってしまったということを話してくれた。しかし、その年の冬から彼女との連絡が途絶えてしまい、次の年の3月、私は彼女に電話をかけ、膝の状態について尋ねてみた。すると彼女は冬の間、寒さにより裸足ウォーキングを中断したため、膝の痛みが再発してしまい、大母山まで歩いて行くことさえ大変になったという残念な話を伝えてきた。

それで私は「裸足で歩くことができる春が来たのだから、これからは毎日裸足で歩けば、またきっとよくなりますよ」という話をした。その後、彼女は2019年4月1日から、以前のように毎日、良才川（ヤンジェチョン）の土の道を裸足で歩き始めたのだ。そして今回はご主人も職場を退職したので、毎日のように一緒に裸足で歩き始めたそうだ。

彼女が再び、良才川の土の道を毎日裸足で歩いた結果、約1か月後には痛みが再発した膝がよくなっただけでなく、それまで痛みが続いていた五十肩の症状までもが好転したと伝えてきた。

さらに、もう一つ驚いたことは、彼女のご主人の新たな治癒の事例である。彼は酷い鼻炎を患っていた。そのため夜に寝ていても、何度も起きて鼻を洗浄し、ようやく眠りにつけるといった状態だったそうだ。しかし、裸足で歩き始めた後から「鼻づまりがなくなってしまった」と話してくれた。はじめは午後に一度、一緒に良才川へ行って、裸足で歩いていたのだが、今は一人で朝から良才川にへ行って裸足で歩いてきて、また午後にはご主人から誘い、二人で一緒に裸足で歩いてくるという微笑ましいお話までしてくれた。

ここで私たちは本当に重要なヒントを得ることができる。第一に、毎日裸足で歩けば筋骨格系疾病はもちろんのこと、鼻炎などその他の疾病が癒される（頭痛、ドライアイ、耳鳴りから今回の鼻炎の治療まで考慮すれば、頭と体の各部位の裸足ウォーキングによる治癒の事例が完成段階に入ったと言える）。第二に、一定の期間、裸足で歩くことを中断してしまえば、疾病によってはまた同じ症状が再発してしまう。第三に、し

かしまた毎日の裸足ウォーキングを再開することで、そのような病気や痛みをもう一度治すことができるということだ。

　人間は元々、裸足で歩くように設計されていて、裸足で歩けば人間の体は健康な状態を維持しつつ、生きていくことができるように創造されているという私の「創造主の人間設計論」の持論が改めて、そしてさらに明確に実証されたということだ。たとえ今まで靴を履いて生きてきたせいで病気になってしまった人であっても、今からでも裸足で歩き始めることで、大概の疾病、つまり現代文明病は自然に治すことができるという事実を裏付けることができた。そして裸足ウォーキングこそ、そのような疾病が発生しないように予防したり、その発病自体を遮断してしまうという、これまでこの世にはなかった人類最初の健康増進の方法であるという結論に至ったのである。

　そういった点から、これまで私が行ってきた「裸足ウォーキング森林ヒーリングスクール」と「裸足ウォーキング市民運動本部」の会員の胃がん、血液がん、甲状腺がん、多発性仮性粘液腫など各種のがんが治ったという証言やイ・ヨンジャさんの新たな次元の筋骨格系の治療の証言は、裸足ウォーキングが私たち人類が夢見てきた無病長寿の鍵であるということを改めて明確に確認させてくれる貴重な事例になったといえる。

どうして裸足ウォーキングは数千年の間、
論議されたことがなかったのか

　私は幼いころ、自ら田舎の祖父母のもとへ行き、そこで成長した。当然のごとく毎日、あぜ道を走り、山を登り降りしながら大きくなった。そのため鋭い刃や鎌で指を切ったり、裂けたりすることは常にあった。しかし、当時は現在のように傷治療用軟膏などがあるはずもなかった。それで柔らかい土を一握り、血が出ている傷口にふりかけていた記憶がある。土が傷を治してくれるという事実を幼いころからすでに知っていたということだろうか。

　それならば過去、人類に文明が誕生する前の古代ではどうだったのだろうか。同じように自然治癒の方法があったと思われ、長い間経験を積んだ長老や祭司長、僧侶などが原始的ではあるが、さまざまな怪我と病気に対する応急処置の方法を積み重ねて、周辺の困っている人々を治療していったと思われる。

　2006年にイ・ブヨン博士が書いた『医学概論』は「疾病がいつからあったのかは定かではない … 病は生命とともに存在していたということは推定もできる。なぜなら病は、生命現象の一部であるからだ。… ミシェル・フーコーは、旧石器時代の医学では医者がいなかったこともありえることだと述べている。それは患者が自らを医者だと信じていたためだ。つ

まり医術の始めは本能的行為であったのだ。犬も胃の調子が悪ければ、吐くまで草を食べて、全てを吐き出してしまうように、また猿が刺を抜いて血を止めてしまうように、人類も単純な本能的行動によって痛みを和らげるため、手をこすり合わせたり、植物を採取して使用したり、日光と水などを利用して処置を行ったのだ。そして効果があったら口伝えによって治療法を発展させてきたのだと見ている。」と先史時代の医学を定義している。

実際、約 4000 年前である BC1750 年。古代バビロニアにおける人類初の成文法典であるハンムラビ法典には、すでに「医師と医療行為に対する法的規定が詳しく記録されている。特に医者の報酬に関した条項があるのだが、法典 215 章に大きな手術によって患者を治したり、白内障を手術して目がよくなれば、10 シェケルの銀をもらってもよいとされている。5 シェケルは、1 年間の高級住宅の賃貸料に該当し、職工長の日当は法典 274 章によると、1/30 シェケルであったというから、莫大なお金だということがわかる。」と述べていることがそれを証明している。

3000 年前の中国の黄帝内経にも「天人合一説、陰陽五行説など、天年学に基づいた病理学説を主にしていて、実際の治療に対する記録は少ない。鍼灸と按摩など物理療法を詳述している。」と記録されている。

約 2500 年前、人類の医学の父とも呼ばれているギリシャのヒポクラテスは彼の著書において、「大自然がまさに医者だ。」「大自然には自らの治療法を探し出す力がある。」として自然治癒に対する信仰を吐露しながら、主に食事療法、空気浴、按摩、海水浴、瀉血療法、吸角などの治療方法を使用したと記録されている。薬は主に下痢、鎮静剤などに使用され、薬品の種類もさほど多くはなかったとされている。しかし、どこにも裸足ウォーキングで健康になることができるとか、病が癒されるといった記録は出てこない。

古代末期と中世時代を過ぎ、近代初期まで医学の皇帝として称賛を浴びていた人物であるギリシャのガレノス (129–200) は、西洋医学の歴史において解剖学と生理学、診断法、治療法に至るまで医学の全ての分野

に渡って、1000 年以上もの長い間、大きな影響を及ぼしていた。彼もやはり解剖学者として偉大な著書である『解剖の方法に関して』と『身体諸部分の用途について』などの本を執筆した。

　またイタリアの解剖学者モルガーニは、西洋解剖病理学の父と呼ばれ、イタリアのパドバ大学の解剖学教授として、56 年間の在籍中に数多くの国の数万人におよぶ医科大学生を教えた。そして約 350 年前である 1761 年に西洋近代医学の時代を開いたとされる「解剖所見による病気の所在と原因について De Sedibus et Causis Morborum」という記念碑的な医学書を残した。

　一方、約 500 年前の朝鮮時代に王の主治医であった許浚 (ホ・ジュン) は 1596 年、宣祖王の命令を受けて、中国と朝鮮の医書の集大成を作成し、約 15 年後の 1610 年に、あの有名な『東医宝鑑』を完成させた。

　韓国学中央研究院が発行した韓国民族文化大百科によると、東医宝鑑は、既存の中国と朝鮮の医学の革新を体系的にまとめたものであり、中国の漢から明に至る 200 種余りの文献と『医方類聚』『郷薬集成方』『医林撮要』と同じ、いくつかの朝鮮医書を参考にした内容を彼本人の学識と経験を加味して集大成にしたものである。その当時の医学の経典ともいえる『霊枢』と『素問』の教えに従って医学の基本と応用を扱い、さまざまな学説と処方を病の症状・診断・予後・予防方法など一目でわかるようまとめたのである。その結果『東医宝鑑』は、出版された直後から朝鮮を代表する医書として定着し、18 世紀以後、国際的な本になったと言われている。

　しかし、上記の多様な記録からも「裸足ウォーキング」の効き目と重要性は記されてはいなかった。西洋の医学者たちは主に解剖、病理学を中心とした医術を発展させてきたために、疾病が起きた後、その対症的治療方法を中心として研究をしてきたかのように見える。朝鮮の東医宝鑑は病の治療よりも病を予防したり、健康を追い求める養生の精神を強調してきた。しかし、裸足ウォーキングに関した記録は、私が知る限り

では見つけることができない。ただ、東医宝鑑は「補薬 (漢方薬) よりは食補、食補よりは行補」だと言い、歩くことや食べることは、補い薬よりも、もっとよいものだということを指摘している。しかし彼は特に裸足で歩いて、土と接触することにより健康になれるということは指摘してはいなかった。

　結局、これまで多くの医学者が数千年もの間、人類の無病長寿のため、弛みない努力を傾けて来たのだが、私たちが踏んで立っているこの地面、大地を裸足で歩いてアーシングすることだけでも、エネルギーが満ちてきて、さまざまな病が癒されるというこの驚くべき、しかも「単純・容易・無害・無料」の健康法に注目することはできなかったのだ。

　従って「裸足ウォーキングを通した疾病のない健康な世の中の構築」という人類史的で大きな任務が私と「裸足ウォーキング市民運動本部」に与えられたと考えるわけであり、その点を厳粛に受けとめている。

裸足ウォーキングは健康な世の中の夢と
イデアを追う道

　前述で「私は幼いころ、自ら田舎の祖父母のもとへ行き、そこで育った。」と書いたところ、それを読んだある方から「なぜ幼いのに田舎に住んでみたいと思ったのですか。普通は親のそばを離れるのが怖いと思う年頃なのに…」と聞かれた。これについて、しばらくその過程をお話ししようと思う。なぜなら、その過程は私の生涯を貫いている夢とイデアを探し求める久遠の道でもあるからだ。

　今から約65年前、釜山に住んでいた私の両親と幼い兄弟たちは、バントラック（当時スリークォーターと呼ばれた軍用トラック）の後ろの荷台に座り、祖父母が住んでいた智異山の麓にある咸陽に向かっていた。祖父母の還暦祝いに出席するためであった。当時、私は3歳だったため、当然のごとく母親の膝の上に抱かれて向かっていた。

　車が晋州付近の山奥を走っているとき、車道の両側に赤いツツジの花が満開となった真っ赤な山の背が現れたのだ。そのとき、ツツジの花を腕にいっぱい抱きかかえながら、その山の背を降りてきた小さな少女の姿が、母親の膝に抱かれていた私の幼い目にぱっと飛び込んできたのだ。そのツツジの花畑の中のツツジを腕いっぱいに抱きかかえていた少女の姿がとても印象的で、その場面がわずか3歳に過ぎなかった私の目と脳

裏に深く刻まれたのだ。もしかしたら、それは私が生まれて始めて持っ
たイデアの一つの姿だったのだろう。

　それから3年が過ぎ、私が6歳になった時、故郷にいる親戚の叔父の
一人が、私がいる釜山へ訪ねてきた。まさにその時、3年前の母の膝の
上に抱かれている時に見た赤いツツジの花とそれを抱えていた小さな少
女を思い出した。そして、私はすぐにどんなことがあっても、その叔父
と一緒に咸陽に必ず行かなければいけないと考えたのだ。幼かった私は、
その少女とその赤いツツジの花というイデアに、もう一度会いたかった
のだろう。それで、その叔父に無理を言って、ついていくことにした。
そして、その夜は他の親戚の家に泊まることにしたのだが、その叔父の
横にぴったりとくっついて、明日には咸陽に行けるということに、心は
ときめいていた。その夜、母が親戚の家にやってきて、一緒に家に戻ら
ないかとしきりに誘ったのだが、その誘いを最後まで断り、次の日、咸
陽へと叔父についていったのだ。

　これがそれからの5年間、祖父と祖母のもと、田舎での生活を始める
きっかけである。そして、その田舎の大自然での生活が私の人生の根底
を成すこととなった。もし私が幼い頃に都市生活をしていたなら、叙情
的で牧歌的な生き方を経験することは難しかっただろう。

　その後、赤いツツジの花を抱え持っていたその少女は、私が追い求め
ていたイデアの一つの象徴となった。それが一度正しいと判断したなら、
どんなことがあっても、それを最後まで押し進めるという私の人生にお
いて一つの原動力となったのではないかと思う。

　そしてそれは私の人生と社会生活において二つの大きな夢の原動力に
もなった。

　一つ目に金融に携わる者として、世界市場を征服するという夢があっ
た。それで若い頃からハンガリー、ポーランドとヨーロッパの大平原を
馬に乗って、いろいろな場所に行き、そこで規模は小さいが金融の城閣
を構築することに成功した。そして韓国の太極旗をはためかすことがで
きた。しかし、帰国後、韓国の金融会社のグローバル化を成し遂げよう

という夢は、他人の不正により挫折し、辛酸を舐めることになってしまった。私が夢見ていたことは、他の者の私的な野望の罠にかかり、それを乗り越えることができないという大きな試練が襲った。結局、一つ目の夢を成し遂げるための努力と試練の過程で、第2の新たな夢を持つことになり、それが動き始めた。

　二つ目は「裸足ウォーキングを通した健康な世の構築」という新たな夢だ。それはまさに私の「裸足ウォーキング森林ヒーリングスクール」と「裸足ウォーキング市民運動本部」の夢でもあるのだ。私だけではなく、会員や読者の全員と一緒に夢見ることである。この時代を共に生きていく私たち国民。また全世界の人々が裸足ウォーキングを通して、疾病の苦痛がない健康な世界を目指して進んでいくという、当然のことであり、懇切に願うことである。

　私たちのその第一歩は成功しつつある。これまでの5年間、裸足で歩く会員の皆さんが成し遂げてきた驚異的な治癒の証言が、それを証明していて、確認させてくれるからである。

　数千年もの間、成し遂げられなかった無病長寿という人類の夢が、ついに地面と土との指圧 reflexology とアーシング earthing を通した裸足ウォーキングによって、実現できるという可能性を人類史上、初めて私たちが開こうとしている。それがまさに裸足ウォーキングによる疾病の苦痛がない健康な世を構築するという夢だ。

　最終的に、私たちの裸足ウォーキングは今後、人類の健康のための前例がない新たな健康増進法として、公式的に記録されることにより数千年にわたる人類の健康増進史に新たなページを加えることになるだろうと思っている。

　約60年前から始まった私の夢とイデアが、これからは読者の皆さんと共に見る大きな夢となり、それがさらに広がって裸足ウォーキングによる人類の本当の健康増進法となり、また「裸足ウォーキング革命」となって確実に定着する日がそう遠くないと信じている。

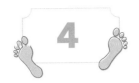

固定観念を脱ぎ捨てれば革命が始まる

　最近、私は自分自身も驚くほど恐ろしい固定観念を持っているということに気が付いた。3か月間、食事療法ダイエットをしたおかげで、ズボンのウエストがぶかぶかになって、革のベルトをきつく締めてもズボンがずり落ちるほどであった。しかし、時間がなくてそのベルトに穴をあけてくれる店を探す暇もなかったのだが、ある日デパートに立ち寄ったついでに、店の人に穴を開けてもらえないかとお願いしたところ、そのお店の店長が「穴を開けるよりも、ベルトのバックル側を開いて、革の端を少しだけ切って、またバックルにはめるだけで簡単に解決できますよ。」と言い、ベルトを短くしてくれたのだ。私は「そんな単純なことさえも考えつかなかったのか…。ただやみくもに穴を開けさえすればいいという、この固定観念はどこから生まれたのだろうか。」と自ら驚きを隠せなかった。

　このように私たちは日常生活で勘違いや固定観念に捕らわれてしまい、間違えたり、誤ったことをしてしまう場合がとても多い。もしかしたら知識がある人ほど自分の枠に捕らわれて、固定観念の奴隷になっている場合がもっと多いのではないか。また、このように考えてもみた。自分の考えに対する確信が固ければ固いほど、それが我執となり、よほどのことがない限り、どんなに回りの人に勧められたとしても、それを到底変えることができないというのが世の常であるからだ。

それならば私たちが、無意識に靴を履くという理由も、そのせいではないだろうか。「裸足で歩けば危ない」などという固定観念が、私たちの脳裏に突き刺さっているのだ。そのような固定観念のせいで、人は不導体のゴム底でできた靴を履いてきた。その結果、いつしか持病を長い間患ったり、筋骨格系がずれてしまい、痛みに苦しむなど、わずか数百年前まで全く存在しなかった現代文明病が私たちを苦しめているということさえも、全く気が付かずに生きてきたのだ。

　しかし靴を脱いで裸足で歩けと勧めるだけで、人々は不安に怯える。あの汚い道を裸足で歩いてもいいのだろうか、病原菌に感染したりはしないのかなど、どう変えることもできない固定観念と勘違いに心が捕らわれたまま生きているのだ。

　しかし、靴を履かなければいけないという固定観念から抜け出すことができれば、裸足で歩くだけという最も単純で容易で無害で、また一切の費用もかからない新たな健康の世界へ向かう道が開くのだ。それはつまりベルトの最後の穴よりも、もう一つ穴を開けなければいけないという固定観念から抜け出し、バックル側を少し切るだけで解決するという真に単純なことを私が最近になってようやく知ることになったのと、全く変らないのだ。

　それで私は誰かに会うたびに「裸足で歩いてください。そうしたら健康になれます。そして、今患っている全ての病からも解放され、治すことができます。」と話している。その人の健康な人生のため、その人が幸せになれるように、私たちは裸足で歩くことを積極的に勧めているのだ。それは私だけではなく、周りの人々も健康に生きてもらいたいという利他的とウブントゥ精神（Ubuntu：私自身のみならず全てが幸せであるべきだという共同体精神）の実践でもあるが、靴を履かなければいけないというその単純な固定観念と勘違いを打ち破るための努力であるともいえる。しかし、この世の中にはまた別の固定観念も多い。

　以前、大学病院を退職したがん専門医の友人に会った。彼は見た目も優しい顔をしていて、信頼できる医者としての外見を全て持っていた。

彼に会いしばらく話を交わした。「君は患者を治療する医者として一生を捧げてきた。もう引退したから私の話を一度聞いてくれないか。最近、私たちの裸足ウォーキング森林ヒーリングスクールを通して多くの会員が、特に病院の治療を受けられない状態から癒されることが起きている。その治癒の根拠が 2010 年、アメリカで発見されたアーシング理論によって、靴を脱いで裸足でアーシングすることで、体内の活性酸素が中和されて消滅するという事実が確認されたんだ。だから靴を脱いでアーシングすれば、がんの原因でもある活性酸素が中和されて消滅する、という科学的な根拠によって私たち会員のがんも治っていると言っているんだ。それで私たちは周りの人に、靴を脱いで裸足で歩き、活性酸素を毎日消滅させるように勧めている。そうすればがん患者は癒され、まだがんにかかっていない健康な人も、これからがんを根本的に予防できる。そんな人生を選ぶように勧めているんだ。」

　そう言ったとたん、その慈愛に満ちた顔をした医者は突然、表情が頑なになり、「何を言っているんだ。そんな例がどれだけあると言うんだ。それを一般化させて話をするのか。多くの事例を持って、実験を通して科学的に立証されることで、その主張は根拠があると言えるんだ。そしてがんの治療は必ず正確な処方によって、正確な薬の投与をすることであって、そんな裸足で歩いたら治るなんて、一般化させて話すことはできない。それはまるで一種の宗教団体の話と変らないんじゃないか。」

　その友人の話を聞いて、私は大きなショックを受けた。もちろん私たちが普段、考えているよい医者というのは、がん患者に対して病状に合う薬を処方したり、放射線治療をしたりすることが治療の手順であると思う。彼の話は人生の約 40 年を医者として、患者を治療してきた当然の結果だとも言える。薬物や放射線治療の処方によって治った人もいたり、死んでしまったり苦痛の中で生きている人もいることであろう。患者は必ず薬によって治療するべきだという恐ろしい固定観念が、彼を支配しているのではないかと考えてみた。それで裸足で歩けば、アーシング理論に基づいて、がんが自然に治るという話は、彼には全く受け入れられ

なかったということだ。私はそれ以上、彼に話すことができなかった。彼が聞く耳を閉ざしてしまったからだ。

　次は不眠症に悩んでいる人の話である。彼が酷い不眠症によって長い間、苦労しているというので、私が裸足で歩けばよくなりますよと勧めた。彼も毎日ひとり裸足で歩いていると話してくれた。ところが裸足で歩いた後は眠くなり、少しだけ昼寝をすれば、目が冴えてくるという。それで、私は「昼に裸足で歩かず、夕食を食べた後に、できれば家の近くにある土の道を探して、裸足で歩いてください。そしてできれば、つま先立ちで歩いてください。つま先立ちで1時間ほど歩けばぐっすり寝ることができるはずです。」とアドバイスをした。

　ところが彼は、今自分に薬を処方してくれている医者は、不眠症治療の第一人者であると言う。そしてその医者が処方してくれる2種類の薬のおかげで、眠ることができているということだった。それで私は「薬を盲信してはいけません。場合によってはその薬の中毒になってしまい、一生その薬から抜け出せなくなってしまうかもしれません。ですから、裸足で本格的に歩いてください。特に、夜につま先立ちで歩いてみてください。そうすれば薬を飲まなくても、楽に眠ることができるはずです。」とアドバイスをした。ところが、彼は「何を言っているんですか。不眠症について第一人者の先生の処方通り、少しでも眠りますよ。」と答えたのだ。

　病気になれば必ず医者の処方を受け、そして薬を飲んで治療していくという考えが、彼の頭の中に固定観念として確固たる位置を占めていたのだった。そして彼もやはり、私が話す他の話には耳を傾けてくれなかったのだ。もしかしたら過去30年、神経科の薬の中毒になってしまい、心も体も完全に壊れてしまったのではないだろうか。別の会員の過去を連想させる、心が痛む場面であった。

　一方、最近韓国の高齢者の「メディカライゼーション ^{medicalization}」が社会的な病理現象の一つとして台頭している。韓国の高齢者の多くは体に少しでもおかしいところがあると、病院に駆け付けて、まるで出勤す

るかのように、病院で時間を過ごしている。そして、漢方医院に行って、鍼治療を受けて、灸をすえて、薬を飲んでということが日常生活のパターンとして固まりつつある。多くの人が少しでも体の調子が悪ければ、とにもかくにも病院に行き、医者の処方を受けることで、生き延びる道が開かれるのだという考えを持っているのだ。

　おなじ脈絡から、韓国の保険当局も日刊新聞に「もう治療費の心配はきれいさっぱりなくしましょう。」「治療費の心配のない安心できる国」という広告を載せたことがある。体の調子が悪ければ、病院に行って、治療を受けて、その費用は国家が全て責任をとるといった広告であった。過去の疾病を予防して、治療できる根本的方法を探すということよりも、「病気になれば、まずは病院に行って、治療を受けなければいけない」という固定観念なのだ。

　ここで私たちは改めて確認しなければならない。そのような固定観念を打ち破ることが、どれほど重要なことであるのかを…。そして、その固定観念を打ち破ることで、新たな世が開かれるという事実を私たちは繰り返し確認していくのだ。

裸足で歩くか否かは
生きるか死ぬかぐらいの大きな違い

　ユン・セヨンという作家は『日常の奇跡』という本の中で、健康に生活していたのに、ある日突然、体に異変を感じるというその残念な気持ちと不自由さを記録している。朝、寝床から起き上がり、歩くことができるという当然のことが、まさに生きているという奇跡だと気づかされた。その発見を書き綴ることで健康に生きるということが、どれほど大切なことなのか、普段それを忘れて生きている人々の無頓着さを遠回しにまるで警策を打つかのようなそんな文章だ。

　しかし、運動をしたとしても、裸足で歩くのか、登山靴を履いて歩くのかの違いは、ただ単純に体の不自由さの次元を越え、生と死の境界を分けるほどの決定的な原因になるため、私たちはその違いを改めて、そしてしっかりと比べていかなければならない。

　チョ・オクスンさん(68歳女性)は脳出血の症状があり、自ら病院に向かった。幸いにも症状を自覚してから30分ほどで病院に到着し、すぐに応急処置を受けたため、致命的な状況は避けることができた。そしてその後、私と共に裸足で歩き、現在は左半身不随までよくなり、ほとんど正常な状態に戻ることができた。

　しかし、残念なこともあった。普段からしっかり運動をし非常に健康

であった3年上の高校の先輩が、息子に会いにアメリカへ行き、2週間の旅行を終え、帰国するや否や突然、胸が張り裂けそうな痛みに襲われ、病院に入院したところ、急性白血病という診断が下された。一種の血液がんであった。ところが彼は発病して、わずか2週間で苦痛に喘ぎながら息絶えてしまったのである。

　彼は普段から運動靴を履いて、運動に励んでいたようだが、もし彼が裸足で森の中を歩いていたのならば、結果はどうなっていただろうか。もし、彼がもう少し早く裸足で歩いていたのならば、当然のごとく活性酸素が毎日体の外へ排出されることで、がん細胞の攻撃を事前に防ぐことができただろうし、また例え病気になったとしてもすぐに治療ができたのではないだろうか。さらに地面の上に転がっている石ころ、木の根や枝などが足の裏を刺激し、それにより足裏の血液のポンピング機能が活性化することで、血液が盛んに循環すると同時にきれいに浄化してくれるため、おそらく、そのような血液がんにかかる弱い身体的な環境自体にさらされることはなかったはずである。

　前述した事例は、全て裸足で土の上を歩いていなかったり、地面とのアーシングが遮断された状態の人生の歩みから始まった現代文明病の一種であるという考えを振り切ることはできない。

　私たちが裸足で地面を歩くということは、すなわち、この世の始めに創造主が設計された通りに生きる森林裸足ウォーキングという生き方を選ぶことは、致命的な現代文明病に突然感染したり、発病から死亡に至るまでを事前に防ぐということに、大きな医学的、生理学的意義がある。そのような点から、私たちは毎日の森林裸足ウォーキングは致命的な現代文明病の予防に最も効果的であり、理想的に対処していると、堂々と言うことができるのである。

　結局、森の中を裸足で歩く人と、歩かない人の違いは単純に不便さを我慢するかしないかという次元を越えて、生と死を分ける決定的な原因を提供していると洞察するに至るのである。

6

裸足ウォーキング、私の人生のゲーム
チェンジャー

　韓国のポータルサイトに開設しているネイバーカフェ「裸足ウォーキング市民運動本部」は、私が毎日書いている朝の手紙以外に、1週間に一度、会員たちが書いた朝の手紙コーナーが開かれる。裸足ウォーキングによる治癒の驚くべき奇跡のような体験や事例などを共に分かち合うことで、一人でも多くの人に裸足ウォーキングの精神を鼓舞し、啓蒙していこうという趣旨である。

　そのなかの代表的な手紙を一つ紹介しようと思う。もしかしたら、わけもなく心と体が疲れていたり、あちこちが痛む、中高年以降の多くの方々には、目がぱちっと大きく開いてしまうほど、いいヒントになるに違いないと思い手紙を載せることにした。

裸足ウォーキング、2か月間の結果を報告します。

　こんにちは。会員の皆さん。よい朝です。

　裸足ウォーキング、2か月間の結果のいくつかを簡単にまとめてお話ししていこうと思います。まず、お話ししておかなければならない点は、ここで話してほしいと言われた私の事例が、私自身には大きな治癒でありましたが、他の方々には注目を引くほどのドラマチックな症状ではないかもしれません。それで最初はお断りしたのですが、裸足ウォーキングの「効果」にフォーカスを当てれば、それなりに意義があると思ったので、実際に起こったことをお話しようと思います。

　私が裸足ウォーキングに入門することになった動機は、新聞のある記事を見て、これは何かあるなと思い、すぐに朴東昌会長の著書『裸足ウォーキングの奇跡』を購入して、何度も精読しました。著書の内容は実際に起こったことで裏付けられていて、裸足による治癒の原理も、とても科学的でした。何回も読んだ後、はっきりした信念が生まれ、すぐに始めました。2020年10月10日のことでした。

　実際、それまでの間、マンションの階段の登り降り、フィットネスクラブ、ゴルフ、ウォーキングなど、運動もたくさんして、体にいい食べ物をしっかり食べ、サプリメントも色々と飲んでいました。つまり、健康にとても気を使って暮らしていました。しかし、職業柄、本をたくさん読み、論文をたくさん書いて、パソコンを長く使うからか、いつも消化不良で、食欲もなく、仕方なく少し食べるせいで、体力も低下し、寝ている時も汗のせいで、服を4,5回も着替えて、消化不良の夜には、楽なリクライナー

にしばらく座っていたりもしました。身長 174cm に体重がいつも 60kg 未満でした。

さらに夜中に寝ている間、足がつったりもしました。体に寒気を感じたりもしました。そして、いつも冷え性に悩まされていました。これ以上このままの状態では生きていられないと思うほどでした。体力と免疫力が非常に低下していると感じました。そんな時、先ほど話した通り、朴東昌会長の著書の内容を信じて、裸足で歩き始めたのです。

そして、すぐに銀糸アーシング台シートクイーンサイズ、ダブルサイズ 3 つ。銅網アーシングパッド 3 つ。アーシング枕カバー、ふくらはぎバンドとリストバンド 5 つなどを購入し、私の家と知人の家にそれらをセットしました。いい加減にではなく、本格的に色々してみようという私の意思の表現でもありました。そして毎日午前に 2 時間、午後には 40 分の間、裸足ウォーキングを行いました。こつこつと根気よく続けました。そして購入したアーシング製品をできる限り使用しました。

ベッドではシートを、椅子に座っている間には銅網アーシングパッドを、指圧板の上ではリストバンドを使いました。ですから、1 日 24 時間の間、アーシングする時間を最大化させ、アーシングしていない時間を最小限に留めるようにし、それをずっと続けることにしたのです。

ところが一体どうしたことでしょうか。これを始めた時は、がんの予防とか、心血管疾患予防など、もう少し未来のことを考えて、大きな目的と期待を抱きながら始めたことなのに、全く期待もせず予想もしていなかった小さなことから、画期的にどんどんいろいろな変化が始まったのです。1 か月も満たずに、先ほど書いた症状が、自分自身でも知らないうちに、症状がなくなったり、

改善され始めたのです。驚きました。あれほど、いつも寒さに悩まされていた体は、足の裏がポカポカして体温が上がり、寒さも感じなくなりました。食欲も若い時に戻ったかのようでした。食べ物本来の味をおいしく感じることができ、あんなに大変だった食べ物の消化にも大きな改善が見られました。消化が改善されたからか、手の平に弾力が生まれました。手に強力な力が生まれ、体力がついて、軽々と1日2万歩以上、歩くことができました。夜の汗、これも本当に嘘のように完全に消え去りました。足がつることも、寒気がすることも、まるで昔の話になってしまったのです。

　どう考えても本当に不思議でした。私の体の変化に主人も驚き、アーシング製品をプレゼントしてあげた知人も驚いていました。これは本にも書いてあった「奇跡」という言葉以外に表現することができません。そして、私の人生が喜びに溢れ、幸せだと感じるのです。つまり身体の変化の他に精神的にも健康になったのです。だから何事も自信を持ってできるようになりました。

　上に並べたいくつかの症状を別の方法で一つひとつ治療したなら、いったいどれほど長い時間治療しなければならないでしょうか。また本当に別の方法で治すことができるのでしょうか。裸足ウォーキング一つで経済的に、そして短期間にひとまとめにして、すべてを治療することができたのです。

　よく考えてみると、裸足で歩くことは、心と体を同時に癒す神秘的な力を持っているようです。他の方法はありません。ただひたすら裸足ウォーキングです。裸足ウォーキングを2か月間続けた私はまったく別人になったのです。ここに書いた症状と治癒された症状は代表的なものであり、その他にも歯根が丈夫になったことなど、全ては本に書かれている通りに治りつつあります。

ここで少し考えてみましょう。もし私たち国民の意識が変わり、大韓民国が国家的に裸足ウォーキングを政策化したのならば、私たちが普段歩いている道は健康的な土の道に復元されるだろうし、もう少し楽に裸足ウォーキングができます。そして現在の医療産業自体に大きな変化をもたらすことは明らかです。国民はほとんど健康になることでしょう。医療費は画期的に減らすことができます。人生が希望に溢れ、幸せになれることでしょう。

　濁った貯水池がきれいになるためには、どこからか小さな泉が湧き出なければなりません。中国の巨大な黄河も、その水源は小さな泉なのです。私たちはその水源だと思うのですが、すこし大げさでしょうか。この裸足ウォーキング運動が国家的に採択されることを望むことは大げさでしょうか。私にとって2020年は本当に大変でした。しかし、朴東昌会長に出会ったことが私の人生のゲームチェンジャーになったのです。朴東昌会長に心から感謝をいたします。これから私の人生に大きな病気に対する心配はなくなりました。なぜなら裸足ウォーキングという強力な武器ができたからです。道は決まっています。この道をしっかりと歩いていきます。

　楽しみだったゴルフもやめました。練習時間に裸足ウォーキングしなければいけません。2か月間の立証は終わり、これから始まります。まだ初歩ですが、裸足人生のツアーに出かけます。

ウジェ

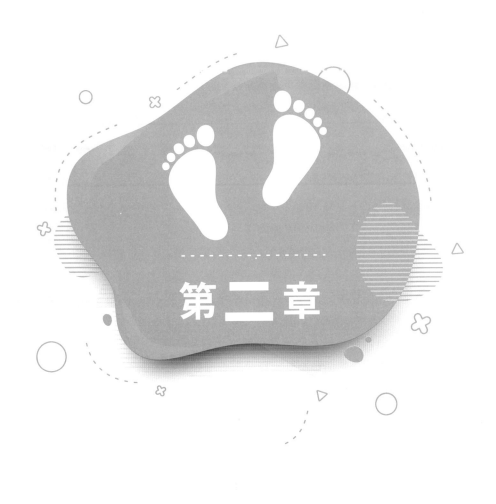

第二章

裸足ウォーキングとアーシングの
理論体系

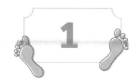

裸足ウォーキングとアーシング、そして健康

　私たちは現代を生きていくうえで、多くの健康上の問題と疾病の苦痛に悩まされている。なんとなく元気がなかったり、冷や汗が流れるなど日常の生活習慣から来る些細な病気からさまざまな種類のがんまで…。毎日、多くの人が死亡したり、抗がん治療をするの中で悶え苦しんでいる。また高血圧、糖尿病など代謝性疾病に悩まされている人々も溢れ、リウマチ性関節炎や多発性硬化症、線維筋痛症のような恐ろしい自己免疫疾患などに悩まされている人も多い。

　現代人がこのような疾病の束縛の中で、生きていかざるを得ない原因のほとんどが、まさにアーシングの遮断のせいなのである。すでに前述した内容で充分に理解できた読者もいるだろうが、ここでは「裸足ウォーキング」と「アーシング」という用語を簡単に整理して先に進んでいこうと思う。まず、「裸足ウォーキング」とは簡単に言うと、「靴を履かずに裸足で歩く行為」を指している。そして、アーシングは文字の通り、「地面と接触する行為（直に接触ができない時は、アース線が付いたアーシングパッドを利用したりもする）」を意味する。

　私たちがいつも不導体の靴を履いて生きているだけでなく、地面とのアーシングが遮られた高層マンションなどに住むことによって、絶えることなく体の中で生産される活性酸素が中和されないことが起こっている。この活性酸素は体の中に入ると、良性の細胞を攻撃して、各種の炎

症を引き起こす。その炎症が血管を通って、体の中を巡り、人の身体の部位にさまざまな慢性疾病をもたらしてしまうのだ。そしてそんな疾病を現代文明病と呼んでいるのである。

　私は2001年にただ単に靴を脱いで、裸足で森の中を歩くだけで、すべての疾病が治ってしまうことを、自らの体と精神状態の変化で確認していた。そして、それを自分一人だけ知っているわけにはいかないと考え、2006年『裸足で歩く楽しさ』という最初の裸足ウォーキング理論書と応用書を兼ねた本を出版した。そしてその著書で指圧理論に基づいた「自然の指圧 Natural Reflexology」を、その治癒の理論的根拠として提示した。

　それから10年後の2016年、私はソウルの江南にある大母山に「裸足ウォーキング森林ヒーリングスクールプログラム」を開設して、多くの人を裸足ウォーキングを通した疾病の苦痛がない健康な世の中へと案内してきた。その過程において、多くの人が単に靴を脱いで毎日裸足で歩くだけで、がんや高血圧、糖尿病、線維筋痛症のような自己免疫疾患など各種の疾病から癒されただけでなく、足底筋膜炎、膝関節炎、脊柱管狭窄症など筋骨格系疾病からも解放され、生きていく喜びと生命の歓喜の歌を歌うことができるようになったということを確認してきた。

　その過程にこのような奥深い裸足ウォーキングの治癒効果は、単純に「自然の指圧」を越えて、母なる大地、つまり地面にいわゆる地気のような生命の気運あるいは治癒のエネルギーが存在しているということに注目してきた。そして2010年、アメリカの電気技術者であるクリント・オーバー Clint Ober と心臓医学者であるスティーブン・シナトラ博士 Stephen Sinatra, M.D. などが著述した『アーシング、地面とのアーシングが治癒する』という本に接し、その中で記述されていた驚くべきアーシング Earthing 理論を確認することができた。

　これに、以前の「自然の指圧」理論と、この「アーシング」理論を合わせて、2019年4月『2か月で痛みがなくなる裸足ウォーキングの奇跡』という本を出版した。

　その後、さらに多くの人が裸足ウォーキングに参加し、裸足ウォーキ

ングによる治癒の範囲も広いものとなり、多くの人が治癒の奇跡と喜び
を共有している。

　しかし同時に多忙な現代の生活のせいで、裸足ウォーキングを十分に
実践することができない場合や、それぞれの日常において受ける多くの
ストレスにより、過去に患っていた疾病が再発したり、新たな病となっ
て発症するなど、残念な状況も続けて起こっている。

　それで私たちは、実際に裸足で歩くことが大変なお年寄りや体が不自
由な方、普段忙しい学生や会社員のために、自宅や事務室にアース線を
設置して私たちの体と繋げることにより、裸足で地面を歩くのと同じアー
シング効果が得られるようにする方法を探し出した。

　これに関連し、なぜ私たちが裸足ウォーキングをしなければいけない
のか、そして室内に設置したアース線を活用したアーシングはどのよう
な補完的効力があるのか、もう少し正確に説明する必要がある。そのため、
今までアメリカで何人かの学者と医者により発表された 20 編余りの論文
と報告書などの内容をまとめ、裸足ウォーキングとアーシングの理論体
系を整理しながら明らかにしていこうと思う。

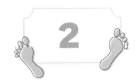

自然の指圧理論 (Natural Reflexology Theory)
天然の血液循環促進及び免疫体系の強化

　私たちが裸足で森の中を歩くと、石や木の根など自然の道具が、私たちの足裏に広がっている身体中の臓器のツボを絶えず、まんべんなく指圧 ^reflexology してくれる。その結果、足裏のツボと繋がっている臓器に血液が盛んに供給され、天然の血液循環促進剤の役割を果たしてくれる。そして、身体中の免疫体系が強化され、数多くの疾病に勝つための力が生まれてくるのである。

　アメリカン・リフレクソロジー・アカデミーのビル・フローコ学長は「リフレクソロジーは、強力な自然健康化学として足や手、耳に分布している反射区と体の各器官との関係を研究することで、その反射部位を指などを使って、指圧し健康を増進させる。そして適切な健康状態を保つようにする自然治癒療法だ。」と説明している。

　この理論は、足の裏には身体の各部位に相応した反射区が地図のように分布していることを根拠を置いている。その特定反射区に専門的な指圧を加えることで、これに相応した身体の器官の機能を向上させて、さらに身体の本来のバランスを回復させるという原理だ。

　このようなリフレクソロジー療法は、古代中国とエジプトなどですでに使用されていたという記録がある。そして近代に入ってからは1913年、

ウィリアム・フィッツジェラルド博士が、体の特定部位に圧力を加えれば、関連部位に麻酔効果をもたらすということを発見し、体系的な研究が始まった。彼は身体の各部位10か所を、同じような垂直区域に分け、その一つの部位に圧力を加えれば、該当部位の全ての身体器官に影響を与えるということを明らかにして、「ゾーン・セラピー Zone Therapy」という名をつけて学会で発表した。

　そして、1930年代に入り、治療師であるユーニス・イングハムが足を指圧すれば、体全体の緊張が緩和されて、疾病の治療に効果をもたらすということを新たに発見したことにより、リフレクソロジーに関する理論的基盤が本格的に体系化されたのだ。

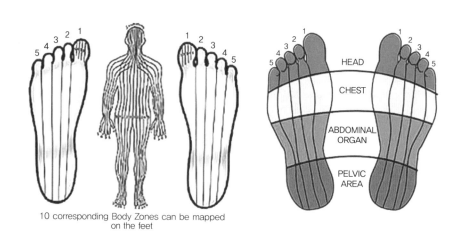

10 corresponding Body Zones can be mapped on the feet

図1 ゾーン・セラピー Zone Therapy

　今日、私たちの国をはじめ、世界の至るところでいろいろな方法で行われている足マッサージや足の指圧などが、全てリフレクソロジー理論に基づいた自然的な健康療法である。リフレクソロジーの専門家が報告しているリフレクソロジーの効果が、一様に血液循環の活性化、緊張の緩和及び各器官の解毒作用と、古い組織と細胞の再生作用などを通じた免疫体系の強化を挙げていることは至極自然のことである。

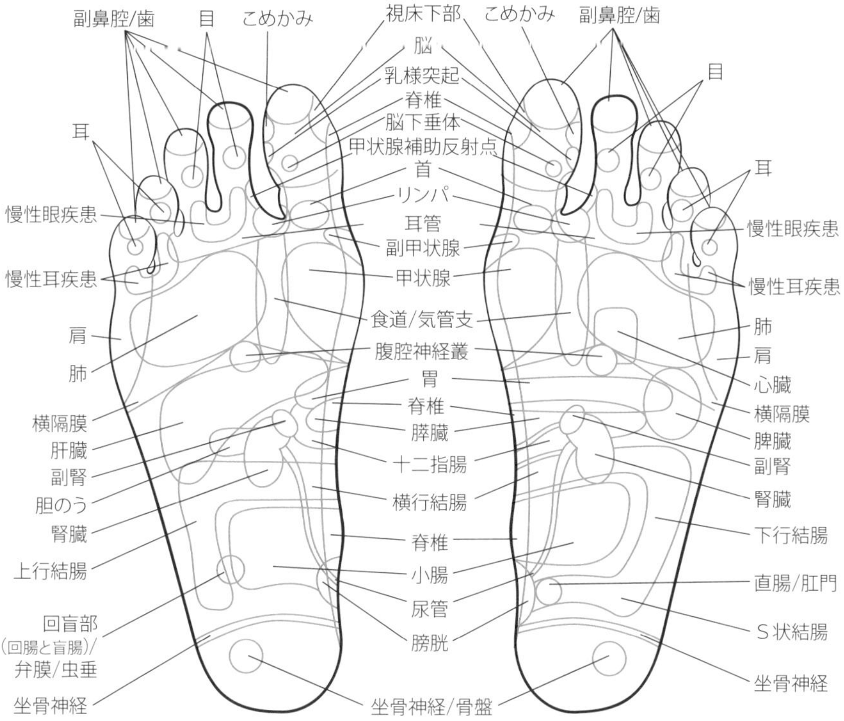
副鼻腔/歯
目
こめかみ
耳
慢性眼疾患
慢性耳疾患
肩
肺
横隔膜
肝臓
副腎
胆のう
腎臓
上行結腸
回盲部
(回腸と盲腸)/
弁膜/虫垂
坐骨神経
視床下部
脳
乳様突起
脊椎
脳下垂体
甲状腺補助反射点
首
リンパ
耳管
副甲状腺
甲状腺
食道/気管支
腹腔神経叢
胃
脊椎
膵臓
十二指腸
横行結腸
脊椎
小腸
尿管
膀胱
坐骨神経/骨盤
こめかみ
副鼻腔/歯
目
耳
慢性眼疾患
慢性耳疾患
肺
肩
心臓
横隔膜
脾臓
副腎
腎臓
下行結腸
直腸/肛門
S状結腸
坐骨神経

図2 足ツボ分布図

裸足ウォーキングの驚くべき治癒の効果も、リフレクソロジー理論と同じつながりを持っている。つまり裸足で大地を踏めば、自然と地表に広がっている石や木の根、木の枝などの色々な物が足裏の各部位と相互に擦れ合い、足裏の反射区を押して、指圧してくれる。まさに自然が与えてくれる指圧であり、自然がしてくれる足マッサージなのである。

このような観点から見れば森林裸足ウォーキングはまさに自然が与えてくれるリフレクソロジー Natural Reflexology 療法なのだ。ただ、リフレクソロジー反射療法は、専門的な施術師や他人の手を借りて、指圧効果を得るのに対し、裸足ウォーキングは一人で森の中を裸足で歩くだけで、その効果を得ることができるという点に違いがある。従って、その容易性や経済性、効率性において森林裸足ウォーキングは、通常のリフレク

ソロジー療法を完全に凌駕していると言える。

　その上、リフレクソロジー療法は誰かの力を借りて、健康の回復を図るという受動的な行動を含んでいるが、裸足ウォーキングは自分自身の判断と自ら裸足で歩くという行為を通して、自らが健康になろうという能動性を基本としているのである。

　さらにリフレクソロジー療法は、他人から足に指圧をうけるため、自分の健康増進を図ろうとする少々依存的な行為であり、処置であるのだが、裸足ウォーキングは森の中で土の上を裸足で歩くことによって、自らの健康増進だけでなく自然との融合と愛、そして多くの生命に対する愛情にまで目を開かせてくれる利他的行為と処置にまで及ぶという点においての違いもある。

　従って一切の費用や経費がかからないのに、リフレクソロジー療法固有の指圧効果まで得ることができる森林裸足ウォーキングは、現代人が享受することができ無料でもある最高のヘルシー手段であり、代替医学療法の一つだと言えるのだ。

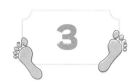

アーシング理論 (Earthing Theory) と 6 つの生理的効果

　森林裸足ウォーキングを行う際、私たちの体が受ける地面の気運、つまり地気は地面の電気的エネルギーによって、人体を本来の電気的生態へと復元させ、維持する最高の健康状態に戻し、活動することができるようにしてくれる。

　地気は何を意味しているのだろうか。それはまさに地球のエネルギーであり、電気場から噴出される気運である。私たちが生きている地球は、太陽反射線、雷、地球の核などから出ている熱で、絶えず充電されている巨大なバッテリーのようなものである。地球が放出している自然の電気的エネルギーを受けることで、地球にいる全ての生命体が調和とバランスを維持することができている。それがまさに私たちと動植物の全てが生きている地球生態系の本質なのだ。ところが私たちが履いている靴に使われているゴム底は、合成物質やゴム素材によって作られている不導体だ。これにより地面と私たちの体との電気的エネルギーの交流が断絶される。しかし靴を脱いで、裸足で地面を踏んで歩けば、私たちの体は地球という大地から電気的エネルギーを自然に受け取ることができるのだ。

　それは靴を履いた状態で体の電圧を測ってみると、通常 200−600mV (ミリボルト) 程度が測定されるのに対して、裸足で地面を踏んだ状態、つま

りアーシングした状態で電圧を測ってみると、地面の電圧と同じゼロボルトに変わってしまうことからもその存在を確認することができる。(図3、図4参照)

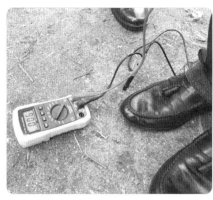 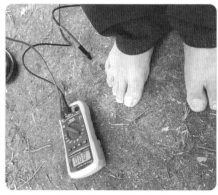

図3 | 靴を履いた時の電圧 600mV　図4 裸足でアーシングした時の
　　　　　　　　　　　　　　　　　　　　電圧 0V

　一日中、靴を履いて生きている私たち現代人の場合、呼吸の結果として体内に絶えず発生している活性酸素 oxygen free radical は、正電荷を帯びた状態で、体の外に排出されないでいる。そして、体内をめぐりながら電圧を上昇させている。

　元々、活性酸素は体の膿んだり、傷があるところを治そうと、体が自ら送った防衛軍だ。傷を攻撃して治してしまった後、活性酸素は裸足と地面のアーシングを通して、体の外へ排出されなければならないのだが、それができずに体内を駆け巡りながら正常な細胞を攻撃し、悪性細胞に変えてしまうのだ。私たちの体にがんや心血管疾患など各種の成人病が発病する理由が、この活性酸素の逆機能から始まっているのである。

　活性酸素を無くす方法は、地面や大地とアーシングすることにある。なぜなら地球の表面が負電荷を帯びた自由電子で満たされているからだ。つまり、裸足で地面を踏めば、私たちの体内の正電荷を帯びた活性酸素が、

体内に上がってきた地表面の負電荷を帯びた自由電子と繋がり、そして中和される。まるでビルの屋上に避雷針を設置しておけば、雷が落ちた時、避雷針を通してアーシングしている地面の中へとその落雷の電気エネルギーが消滅してしまうことと同じ道理である。

　アメリカの電気技術者クリント・オーバー Clint Ober は、2010年心臓専門医であるスティーブン・シナトラ M.D. Stephen Sinatra 博士と共同で「アーシングの原理」とその治癒効果に対する実証的研究結果を著書『アーシング、地面とのアーシングが治癒する』を通して発表した。著者は「アーシングまたアースとは、単純に私たちの体が大地に繋がっていることを意味する、電気分野で話されているアースと似たようなものだ。一般的にアースとは電気機器や電化製品を大地に繋げて、感電やショート、電波干渉などから守ることをいう。これを人に当てはめると人体のわずかな生体電気回路、あるいは静電気と電波干渉から守られる。要するに地面の中の電気信号、地面のエネルギーである自由電子が人体アースを通して、体内に流入し、安定作用をもたらすのだ。人体アースあるいはアーシングは自分自身でさえ知ることができなかった体内電子欠乏と電気的に不安定な状態を解消した。」と記述している。

　人間は1800年代以降、ゴム底を敷いた靴を履いて、高層の家や建物に居住することで地面とのアーシングが遮断された生活をし続けてきた。そのためがんと高血圧、糖尿病などの現代文明病の被害に直面することになった。実際、私たちの体は地面とのアーシングが遮断されると疲れやすくなり、地面とアーシングすると新たなエネルギーに満たされるといったことがそれを容易に反証している。

　私たちが森を裸足で歩けば、体が地面の中の自由電子から電気的栄養素を摂取して、体の中の正電荷を帯びた活性酸素を中和し、体に安定とバランスをもたらしてくれる。また、地面の中の自由電子を体内に受け入れて、赤血球の表面電荷を上げて、血液の粘性を下げると同時に血の流れの速度を引き上げ、心血管疾患、脳卒中などを予防したり、治癒するための重要な機能を果たす。そして、私たちの体のエネルギー代謝の

核心的物質である ATP（アデノシン三リン酸）の生成を促進して、活気あふれた人生とともに老化の防止という作用もある。それだけでなく、ストレスホルモンであるコルチゾールの分泌を安定させて、不安、いら立ち、過敏などのストレスを解消する重要な役割も果たす。このようにさまざまな炎症と痛みを緩和し、治癒するということが、これらを研究する学者の実験結果によって明らかにされている。

(1) 天然抗酸化効果 – がんなど現代文明病の治癒の秘密

斗山百科は「現代人がかかる疾病の約 90％ が活性酸素と関連があると言われていて、具体的にはがん・動脈硬化症・糖尿病・脳卒中・心筋梗塞・肝炎・腎臓炎・アトピー性皮膚炎・パーキンソン病、紫外線と放射線による疾病などがある。従ってこのような疾病にかからないためには体内の活性酸素をなくせばよい。」と記述している。

そして何年か前、私がエデン療養病院において「裸足ウォーキングの奇跡」というテーマで講演をした時、がんの原因が何かという聴衆からの質問があった。私の講演を傾聴していた同病院のキム・ナムヒョク院長がすぐに「活性酸素です。」と回答してくださった。

専門家らの見解によると、過度の活性酸素は疾病の原因になることがあり、遺伝子を変化させたり、がんを引き起こすだけでなく、新陳代謝に必要な栄養素である脂肪とタンパク質を破壊したりもする。慢性炎症を引き起こす主な原因もやはり活性酸素である。

『アーシング、地面とのアーシングが治癒する』の序文を書いた『エネルギー医学』の著者ジェームズ・オシュマン博士 Dr. James Oschman の説明はさらに科学的な説得力を持っている。

彼はこのように述べている。「活性酸素は分子や原子の外の軌道を回っているペアを失った自由電子のことを言う。自由電子は通常ペアとなって存在し、細胞の周りを回っている。この状態は通常、正電荷なのか、負電荷なのか中性なのか究明することができない。しかし、その活性酸

素が失われた電子をほかの分子から奪ってくることで、その奪われた分子が活性酸素へと変化し、損傷してしまう。そして、この現象が連鎖反応を引き起こすことによって、関係している分子の全てをおかしくしてしまい、原子の構造に交差結合を引き起こす。例えば DNA 交差結合はがんを誘発してしまう。そして脂肪とタンパク質の間の交差結合は皮膚にシワを作り、低密度脂肪タンパク質の酸化はプラーク plaque 現象を引き起こして、心臓病や心臓麻痺を発症させてしまう。

　老化のミトコンドリア mitochondria 理論では、ミトコンドリアの DNA は原子核 DNA より少々防御的ではないため、エネルギーを生成する間、自由電子が離脱してしまい、水と反応し活性酸素を作り出しながら、時間が経つと細胞に問題を引き起こしてしまう。負傷したり、エネルギーを生成する時、多量の活性酸素が生成される。実際に息を吸ったり食べ物を食べる時、あるいは傷を負った時、活性酸素が作られる。それは私たちが活性酸素を作り出すのか、作り出さないのかというような問題ではなく、どれほど多く持つことになるのかの問題であるに過ぎない。「このように活性酸素ががん、老化、心血管疾患などの疾病の原因であるということに関しては、ほとんどの学者の意見が一致しているだけでなく、その理論的な根拠なども提示している。

　結局、私たちが生きるために行う呼吸を通して、体内に入ってきた酸素は赤血球によって私たちの体の隅々の細胞まで運搬される。また細胞に必要なエネルギー、つまり ATP を生成している細胞小器官であり発電所であるミトコンドリアは、酸素と原子核の軌道を回るペアを成している電子から一つの電子を奪い、私たちが生きていくのに必要なエネルギーを発生させる。

　そしてその過程においてペアを失った電子 missing electron は非常に反応性が高くて highly reactive、不安定な活性酸素 free radical という副産物をともに作り出す。(図 5 参照) 自動車が燃料を燃やして走る過程の中で、副産物である排気ガスを出すように、このように活性酸素は私たちが生きている間、仕方なく発生する生命活動の残りカスのようなものだと言える。

しかし、生成される活性酸素が多すぎる場合、その多量の活性酸素は細胞に酸化作用を引き起こし(上記のジェームズ・オシュマン博士の説明のように、各細胞のペアを成す電子の中の一つを奪いながら)、細胞膜を攻撃し細胞の構造を破壊し、DNAまで傷付けて突然変異の細胞へと変えてしまう。結局はがんをはじめとする多種多様な疾病の原因となって働くことになると述べている。

　その過程で活性酸素が生成され始めた時は、細胞の機能を妨害する程度でしかないが、長期間、溜まり続けると、細胞の損失を引き起こしてしまうというわけだ。

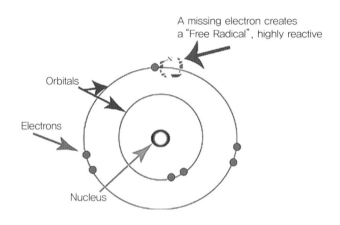

A missing electron creates
a "Free Radical", highly reactive

Orbitals

Electrons

Nucleus

図5 原子核の軌道のペアを成す電子の中、ペアを失った電子は不安定な活性酸素を生成する。

　ここで大切なことは、そのように発生した活性酸素のペアを失った電子に新たなペアである電子、つまり自由電子 free electrons を如何にして供給し、活性酸素の過剰状態が続くことを防ぐのかという問題が、まさにどうすれば私たちが「疾病の苦痛がない健康な世界」を生きていくことができるのかの課題として残っている。活性酸素を取り去るためには抗酸化物質のビタミンE、ビタミンC、尿酸、ビリルビン、グルタチオン、カロテンなどがあり、このような抗酸化物質を自然な方法で摂取した方

が効果的だ。しかし、生活の中で食べ物などを通して摂取する抗酸化物質は非常に限られているとしかいえない。だから過剰な活性酸素はがんと高血圧、糖尿病はもちろん、致命的な心血管疾患、認知症、アルツハイマー病など、数多くの疾病により、人類の生を苦痛と死の中へと追いやっているのである。

　そのため医学界は致命的な疾病の根本的な原因である活性酸素を取り除く研究を続けていく必要がある。いかに活性酸素を効果的に減らして、さらにそれを消滅させることができるのかが、私たち人類を恐ろしい疾病から救うことができるかどうかのキーポイントだからだ。

　結局、裸足ウォーキングをして、土の中にある自由電子を体の中へ取り込むことで、活性酸素にペアを失った電子を供給し中和され安定する。そして、天然の抗酸化効果とともに裸足ウォーキングの驚くべき治癒の奇跡を可能にし、治癒のメカニズムを働かせるに至るのである。裸足ウォーキングを通してがんなどのさまざまな現代文明病が癒される秘密がここにあるのである。

(2) 天然の血液希釈効果 – 心血管疾患・脳疾患治癒の秘密

　アメリカの工学物理学者ガエタン・シュヴァリエ博士 G. Chevalier, Ph.D, と心臓医学者スティーブン・シナトラ博士 Dr. Stephen Sinatra など 4 人は 2013 年 2 月 14 日、アメリカの代替医学誌に『人間の体へのアーシングは血液の粘性を薄めてくれる−心血管疾患の主な要因 Earthing (Grounding) the Human Body Reduces Blood Viscosity—a Major Factor in Cardiovascular Disease』で健康な被験者 10 人を選定し、アーシング前と 2 時間のアーシングをした後の血液を採取、分析した結果を発表した。

　被験者 10 人の血液は、2 時間アーシングした後に赤血球の表面電荷、つまりゼータ電位 (注 : 粒子の間の反発力、つまり押し返す力の大きさを表す単位を言う) が、平均 2.7 倍上昇したということが明らかになった。個人の結果は 1.2 倍から 5.3 倍まで違いが現れたのだが、10 人全て赤血

球のゼータ電位が平均 2.7 倍上昇した。細胞間の押し返す力がそれだけ上昇し、同時に血液の粘性と粘度 viscosity が同じ比率で薄くなったといっ証明がなされたのだ。また血液が薄まったために血液が集まり凝り固まってしまう凝集現象 clumping が解消され、血流の速度 velocity が平均 2.68 倍速くなったという結果も発表された。この実験を通して私たちが裸足で 2 時間森の中を歩けば、私たちの血液はそれだけ粘性が薄まり、血の流れが速くなり、血液がきれいになるという理論的な根拠を明らかにしてくれたのだ。

　著者は「アーシングは心血管疾患とその危険を減らす最も単純だが最も根本的な解決策」だと結論づけた。

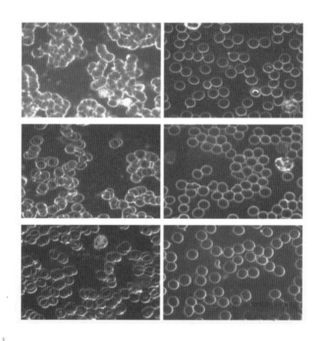

図6 ｜ アーシング前の 3 人の血液 / アーシング 40 分後の 3 人の血液

　一方、シナトラ博士は 2008 年の秋、彼のウェブサイトにアーシング 40 分後、血液の粘性の変化を暗視野顕微鏡で撮影した写真を発表した。そしてアーシングは血栓の形成を防止することで心臓麻痺、脳卒中など

心血管疾患の根本的な予防と治癒を示唆しているという結論を下した。(図6参照) もちろんシナトラ博士は文末にアーシングパッチを使ったアーシング効果は、裸足で地面を歩くことと同様であると明らかにした。

一方、ハワイジュジュベクリニックの医師シモン亀井 Cimon Kamai はある患者の血液を採取し、暗視野顕微鏡で撮影した後、患者を外に出し、裸足で10分間、土を踏ませた後もう一度戻ってこさせた。10分のアーシング後の血液をもう一度採取し、暗視野顕微鏡で撮影した後、その両方を比較した動画をユーチューブにアップロードした。たったの10分の裸足ウォーキングでドロドロしていた血液が図7の写真のようなブドウ粒のように薄くなった様子を見せてくれた。(図7参照)

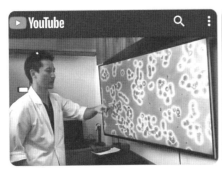 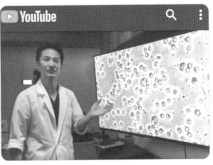

図7 左：アーシング前の血液が絡まりあった赤血球の様子
右：アーシング10分後、血液が薄くなった赤血球の様子

たった10分地面を裸足で踏んだだけでも天然の血液希釈効果があるのだ。もちろん、血液は一定の時間が過ぎた後にはまたドロドロしてくるため、一日に何度も裸足で歩き、アーシングしなければいけない必然性を示唆している。

このようなアメリカの心臓医学者や医者のアーシングに関する研究結果は、私の裸足ウォーキング市民運動本部の会員が報告した心筋梗塞、心房細動などが治癒されたという事例とも一致するものがある。

(3) ATP(アデノシン三リン酸)の生成促進 – アンチエイジングと若さの妙薬

　イギリスの化学映像制作会社のツイグ・エデュケーション ^{Twig Education} によると、「ATP とはアデノシン三リン酸 ^{adenosine triphosphate} の略字で、生きている全ての細胞のエネルギー貯蔵庫の役割を果たす分子である。ATP は呼吸によって生成され、ほとんどの細胞呼吸過程でエネルギー源として使用される。人体は普通 250g の ATP を含んでいて、これは一つの AA 乾電池に相当するエネルギーである。しかし、ATP が絶えることなく作られ、破壊されるため一般的に人間は 24 時間の間、自分の体重ほどの ATP を作り出す。」

| 図8 | 動物学百科：ATP の構造 |

　一方、ソウル大学生物学部のイ・イルハ教授は著書『生物学の散策』において「ATP を生成する細胞内小器官はミトコンドリアだ。この世の全ての真核細胞はミトコンドリアを持っている。従って、全ての細胞のエネルギーを供給する生命のバッテリーがミトコンドリアというわけなのだ。ミトコンドリアは ATP を生成するにあたり、必要なエネルギーを私たちが摂取する食べ物から得ている。」と説明している。

また、植物学百科事典の定義を見れば、「ミトコンドリアは全て真核細胞に存在する細胞器官で、細胞内のエネルギーを ATP 形態として供給する機能を果たし、細胞内のエネルギー生成反応である細胞呼吸の中枢的な役割を果たす。」とし、「その細胞呼吸は通常、まず細胞質で起こる解糖作用 glycolysis から始まるのだが、以後はいくつかの複雑な過程を経て、クエン酸回路を通してアセチル CoA の炭素結合が分解される。その時に得られる NADH と FADH2 がミトコンドリア内膜に存在する電子伝達系から電子を渡す。この電子は電子伝達系を過ぎ、最終的に酸素に伝達され、水を生成する。この時、内膜内外の水素イオン濃度に差が発生する。この濃度の違いを利用し、内膜に存在する ATP 合成酵素が ATP を基質側に作り出す。」と定義している。

　ここで私たちは細胞呼吸の過程における ATP 生成の核心要素が「電子伝達系から渡される電子」であることを知ることができる。電子は私たちが摂取する食べ物から得ることができ、主に野菜、くだものなどの新鮮な食べ物にある。そこから私たちの体のエネルギー代謝の核心的な物質であり、生命のバッテリーである ATP を生成することになる。しかし、日常生活で新鮮な食べ物から摂取できる自由電子は非常に限界があるため、ATP の生成も制限を受けざるを得ない。それならば私たちがどこでATP の生成に必要な自由電子を、十分に受け取ることができるのかが、一番重要な要因であることは容易に想像することができる。

　ここで私たちは、地面の中にある無限の自由電子の重要性に改めて考えさせられることになる。靴を履いて山を登れば疲れてしまい、家に帰ってきた後、2,3 時間は休まなければならない。一方、裸足で山に登った後はまったく疲れることなく、むしろ力が湧いてくる。その理由は裸足で山に登った際、地面から私たちの体に無限の自由電子が供給されたからなのである。

　つまり、私たちが裸足で地面とアーシングすると、地面から自由電子が提供されることにより、体の生理的機能を活性化させてくれる。また、私たちの体の細胞発電所であるミトコンドリアに自由電子が供給され、

ATP の生成を促すことでエネルギー代謝が活発になり、私たちの体がエネルギーで満たされる。それにより体に活力が溢れることになるのだ。これにより体と肌も若くなり、アンチエイジング antiaging 効果をもたらす。特に女性の場合は顔が以前よりも明るくなり、肌もきれいになるのだ。

アメリカの心臓医学者スティーブン・シナトラ博士も彼の『シナトラ解法：代謝の心臓医学 The Sinatra Solution: Metabolic Cardiology』の中で、筋肉細胞の再生を助ける最高の ATP 再充電装置として、地中の自由電子を挙げている。彼の医者生活 30 年の中で、アーシングこそが彼が発見した一番重要な健康増進策だと明らかにしている。

(4) コルチゾール分泌の安定化 – 天然の神経安定剤の効果

斗山百科は、コルチゾール cortisol を「急性ストレスに反応して分泌される物質で、ストレスに対抗しようとする身体に必要なエネルギーを供給してくれる役割がある。」と規定している。「ストレスを受けすぎたり、慢性ストレスになれば、コルチゾールの血中濃度が高くなり、その結果食欲が増加し、脂肪の蓄積をもたらす。また血圧が上がり高血圧の危険が増加する。また筋組織の損傷も起こりうる。不安といら立ちの状態が続くことになり、体重の増加とともに慢性疲労、慢性頭痛、不眠症などの症状が現れることもある。また免疫機能が弱くなり、風邪のようなウイルス性疾病に簡単に侵される危険もある。」と定義している。

結局、ストレスが大きくなれば、コルチゾール分泌がさらに増えるか、不安定になり、同時に「不安といら立ちの状態に陥り、体重増加、慢性疲労、慢性頭痛、不眠症などの症状」へと繋がっていくという説明だ。

それならばコルチゾール分泌を正常にし、その過多分泌を防ぐことがまさに解決の糸口になるのだ。2004 年 10 月、アメリカの医学誌に発表されたモリス・ガリー Maurice Ghaly とデイル・テプリツ Dale Teplitz の論文『コルチゾールと主観的熟眠、痛み、ストレス水準で測定した睡眠時の人体アーシングの生物学的効果 The biologic effects of grounding the human body during sleep as measured by cortisol levels and subjective reporting of sleep, pain, and stress』と、2017 年 3 月 28 日、電気技術者クリント・オーバー Clint Ober と工学物理学者ガエタン・シュヴァリエ博士 Gaetan Chevalier, Ph.D. などの『人体のアーシング：アーシングの治癒効果 Grounding the Human Body: The Healing Benefits of Earthing』という論文によれば、ストレスの軽減精度を測定するため、12 人の男女 (男 6 人、女 6 人) をアーシング grounding, earthing した状態で眠らせたところ、8 週間でコルチゾールが分泌される一日の周期がアーシング前 (左側のグラフ)の不安定な状態から、アーシング後 (右側のグラフ) では見ての通り、ほとんど正常化し安定した。(図 9 参照)

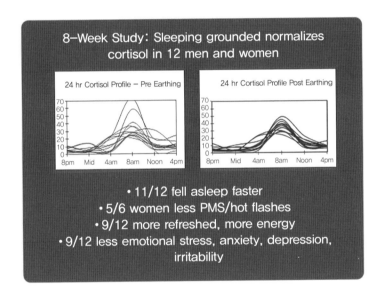

図 9 | 12 人の男女を 8 週間アーシングした状態で眠らせた実験結果要約

　また、12 人中の 11 人が普段より早く眠りに落ち、女性 6 人中の 5 人が生理前の火照り PMS hot flashes が減少し、12 人中の 9 人が活力に満たされて、以前よりもエネルギッシュになったことを感じ、12 人中の 9 人が感情的ストレス、不安、憂鬱、神経質などが減少した。
　さらにコルチゾールリズムが正常化され、参加者たちは早く眠りに落

ちるだけでなく、朝起きたとき、以前よりもずっと爽快さを感じることができたと報告した。

このような研究結果はこれまでの5年間、「裸足ウォーキング市民運動本部」の会員たちのほとんどが裸足で歩いた後、熟睡することができ、さらに服用していた睡眠導入剤や精神安定剤の服用を止め、正常で平穏な生活を営むことができるようになったという事例と一致する。そして、2か月のアーシング実験の結果、被験者のほとんどが治癒したということから、拙著『裸足ウォーキングの奇跡』で明らかにした「裸足ウォーキング2か月の治癒の仮説」と基本的な原理は同じだと言える。

(5) 炎症及び痛みの緩和と治癒効果

これまでの5年間、大母山「裸足ウォーキング森林ヒーリングスクール」で多くの会員が裸足で歩き、さまざまながんと高血圧、心血管疾患、脳疾患など慢性疾病が治った。そして治癒の奇跡は現在進行形だ。裸足で歩いたり、アーシングを行えば、長い間痛んでいた背中や腰もいつの間にか治っていて、リウマチ性関節炎などもよくなる。

疾病が発病する原因の90%を占めている活性酸素が、裸足ウォーキングとアーシングによって中和、消滅したことは周知の事実である。ここでは裸足ウォーキングとアーシングで、炎症などの痛みが癒されるメカニズムを具体的に説明しようと思う。

2015年8月、アメリカ炎症研究誌 Journal of Inflammation Research に発表された論文『アーシング grounding, earthing が炎症、免疫反応、傷の治癒、慢性炎症及び自己免疫疾患の予防と治療に及ぼす影響 The effects of grounding (earthing) on inflammation, the immune response, wound healing, and prevention and treatment of chronic inflammatory and autoimmune diseases』では、裸足ウォーキングとアーシングが炎症と痛みを治癒する科学的仕組みとメカニズムを明らかに示している。

まず、研究者たちは痛みに対するアーシングの影響と負傷に対する免疫反応の研究を行うために、8 人の健康な被験者たちの肩にバーベルを担がせた。そして横幅 5cm、縦幅 20cm の細い木の板の上に、前足の部分だけをのせた状態から、つま先立ちでスクワットを 20 回ずつ 2 セットをさせてふくらはぎの筋肉に人為的な痛みを誘発させ、後に筋肉痛が起こるような実験を行った。それから 3 日間は被験者 4 人にはアーシングをした状態で生活させ、(アーシング群)、ほかの 4 人には環境を変えずにアース線を繋がない状態で生活させた。(プラセボ群)

　そして 3 日間、痛みの程度、磁気共鳴画像法、分光法、血清及び唾液のコルチゾール、血液及び酵素化学、血球数などの検査を行った。その結果、アーシング群とプラセボ群の間に、次のようなはっきりとした違いが現れた。

① 痛みの程度の違いと変化

グラフ 1

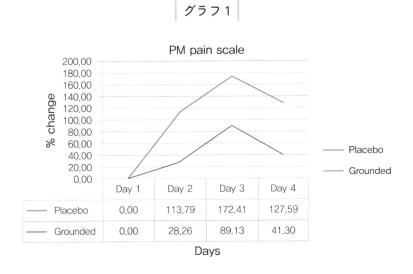

注 : 痛みの程度がアーシング群よりプラセボ群が顕著に高い

アーシングしたアーシング群の痛みの程度が、アーシングしていないプラセボ群の痛みの程度よりも、顕著に低いことが確認された。これはアーシングが痛みの程度を和らげるということをはっきりと示唆している。

② 白血球の数の違いと変化
　プラセボ群の白血球の数が増加し、アーシング群の白血球の数は負傷後、減少し続けた。細菌やウイルスなどに感染したり、炎症が発生すれば白血球の数が増加するという事実に照らし合わせてみたとき、アーシングはまさにそのような炎症の緩和あるいは治癒効果をもたらすという仮説を証明した。

| グラフ 2 |

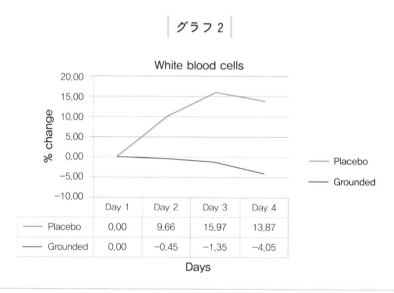

注：プラセボ群の白血球数は増加し続けるが、アーシング群は逆に減り続ける

③ 好中球 Neutrophil の数の違いと変化
　アーシング群とプラセボ群は全て好中球が増加したが、アーシング群の場合は好中球の数がいつも少ないことが明らかになった。これもやはりアーシングの炎症治癒効果を示唆している。ここで好中球（あるいは

中性球) とは、骨髄内の造血幹細胞により形成され、先天性免疫の重要な役割を果たしている代表的な顆粒球細胞だ。好中球は、哺乳類の白血球の中で最も高い比率 (55-70%) を占めている食細胞の一種であり、普通血液の中で発見される。細菌の感染、環境的な要因、そして一部の悪性腫瘍により生まれる炎症の初期段階で最も早く炎症に反応し、炎症が発生した部位に移動する細胞として知られている。

グラフ 3

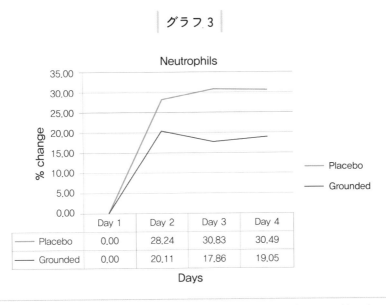

注 : プラセボ群の好中球数の増加幅が、アーシング群の増加幅より顕著に高い

④ リンパ球 Lymphocytes の数の違いと変化

　好中球の数が増加するとともに、リンパ球の数は減少するものと予想される。この研究でアーシングした被験者たちのリンパ球の数はプラセボ群よりも低いことを示している。これもやはりアーシングの炎症治癒効果を裏付けている。

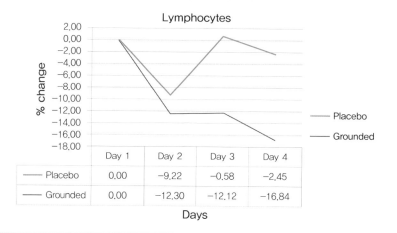

注 : アーシング群のリンパ球数の減少幅が、プラセボ群の減少幅より顕著に高い

　アーシング群がプラセボ群より、循環する好中球とリンパ球数が少な
いということは元々の損傷がさらに早く治癒され、不随的な損傷が減少
し、回復過程が早まるということを表している。

　このようにアーシング群の痛みは治まり、白血球、好中球、リンパ球
などの数値がプラセボ群よりも低い理由は次のシナリオを前提にしてい
る。つまり、地面にある自由電子が、アーシングを通して体の内部に入り、
天然の抗酸化剤の役割を果たす。これらは炎症性バリケードが存在する
場合を含み、連結組織マトリクスを通して半分程度になり、ROS(活性
酸素) 及び復旧分野にあるその他の酸化剤を中和することで健康な組織
を損傷から保護する。まさにアーシングの治癒のメカニズムを意味して
いる。

　一方、上記の論文ではアーシング群とプラセボ群の間のその他の免疫
反応の一つとして現れた主な酵素の数値の違いも次のような結果を表す
こととなった。

⑤ アーシングの可否によるビリルビン Bilirubin 数値の違い

ビリルビンは胆汁色素の一つで、血漿内の濃度が上昇すれば皮膚と目の白い部位が黄色くなる黄疸を発症するのだが、アーシング群はプラセボ群よりもその数値が顕著に低かった。

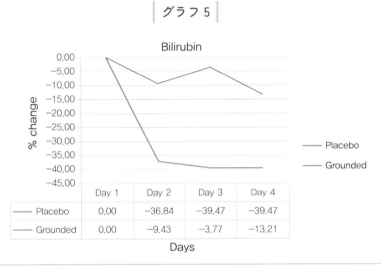

| グラフ 5 |

Bilirubin

	Day 1	Day 2	Day 3	Day 4
Placebo	0.00	−36.84	−39.47	−39.47
Grounded	0.00	−9.43	−3.77	−13.21

Days

注：アーシング群のビリルビン減少幅がプラセボ群のビリルビン減少幅より顕著に低い

⑥ アーシングの可否によるクレアチンキナーゼ Creatine Kinase の数値の違い

クレアチンキナーゼは骨格筋、心筋、平滑筋、脳などに含まれている酵素で、筋肉や心臓細胞などが損傷すると血液中に流出し数値が増加する。特にクレアチキンナーゼの増加は急性心筋梗塞の場合に現れるのだが、心筋梗塞発症後、最初の 4−6 時間が過ぎると、その血中濃度が増加し始め、18−24 時間が経てば、最高濃度に到達し、2, 3 日内で正常に戻ってくる。しかし、アーシング群は、プラセボ群よりその数値がいつも低く現れた。

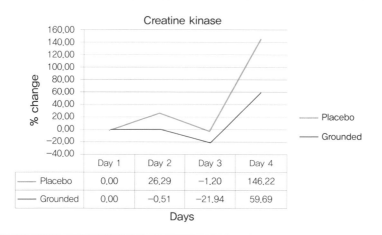

Creatine kinase

	Day 1	Day 2	Day 3	Day 4
—— Placebo	0.00	26.29	−1.20	146.22
—— Grounded	0.00	−0.51	−21.94	59.69

Days

注：アーシング群のクレアチンキナーゼ増加・減少幅がプラセボ群のよりも顕著に低い

　また実験では、負傷の治癒に対するアーシング効果の時間的経過をさまざまな方法で測定している。皮膚に付着した伝導性パッチを地面と繋げてみると、30分以内に炎症が治まり始めて代謝活動が増加するということを確認した。特にアーシングを始めて40分間、酸素消費、脈拍と呼吸の速度が増加して血中酸素飽和度が減少するということを確認し、電荷貯蔵所 the charge reservoirs の「充電」が次第に起こる過程を説明した。

　このように電荷貯蔵所が飽和状態として充電されれば、身体の状態は「炎症備え inflammatory preparedness」状態になるということを意味する。これは体全体に広がっている基底物質が、半導体性コラーゲンマトリクスを通して体の損傷部位に抗酸化自由電子を素早く送ることができるように準備が整っていることを意味する。この場合＜図10＞のB (Mr. Barefoot)で見られるように、負傷した際に炎症バリケードができず炎症も起こらない。一方、＜図10＞のA (Mr. Shoes) の場合は靴を履いているため、アーシングが遮断されて、地面の中から自由電子が供給されず負傷した部位の周辺に炎症性バリケードを形成した。従って炎症の治癒に時間がかかったり障害が発生したりする。

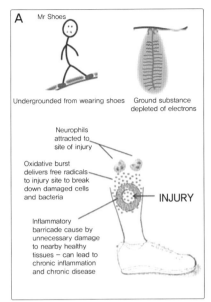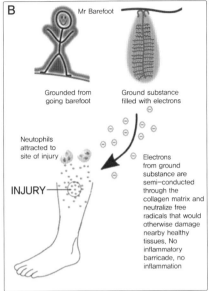

図 10 | 靴を履いた場合と裸足の場合の炎症状態比較

　論文ではそのようにアーシングだけでも炎症が治った 3 件の事例を写真とともに例示している。つまり、アーシングが負傷した後に起こる炎症の主な症状である発赤、熱、腫れ、痛みや機能損傷を減らしたり予防するということを、次の 2 つの事例 (図 11, 図 12 参考) で確認している。医療用赤外線サーモグラフィーを使用した事例の研究でも、アーシングは慢性炎症の迅速な解決手段として確認されたと記述している。(図 13 参考)

　< 図 11> は 84 歳女性で糖尿病患者のものである。これは 8 か月の間、癒えなかった傷がアーシングを 2 週間しただけでよくなった事例である。治療は患者が楽に座った状態でアーシングパッチを体につけて、毎日 30 分間アーシングを行うということだけだった。左側の足首にある傷の原因は足の形に合わないブーツのせいだった。

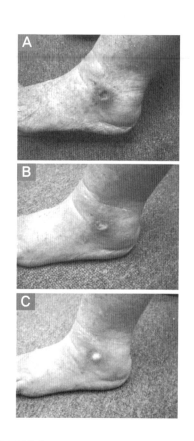

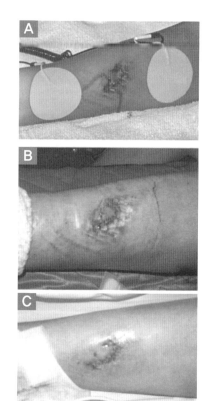

図11 | 84歳女性糖尿病患者の傷　　図12 | サイクル選手の傷の治癒過程

　患者はこれまで色々な治療を受けてきたが治らなかった。最初に会った時、彼女は少し足を引きずりながら歩き、痛みを訴えていた。1日目に30分間のアーシングを行っただけでも、患者は痛みが減少したと話した。それから1週間、毎日アーシングを行ったところ、痛みのレベルが約80%減少したと話した。そしてこれ以上足を引きずることはなかった。彼女はアーシングをして2週間後には、痛みが完全になくなったと話した。

　<図12>はあるサイクリストが、ツールドフランス大会でチェーンホイールと足が接触し負傷した。(A)はアーシングパッチを傷の左側と下側に付着した写真である。(B)は負傷後1日目、(C)は負傷後2日目の写真

である。アーシングを行ったことで発赤、痛みや腫れが小さくなり、すぐ翌日からのレースを続けることができたと話した。

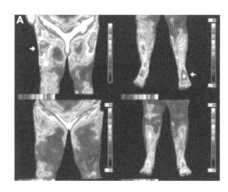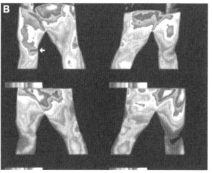

図13 医療用赤外線サーモグラフィーで撮影。アーシング後、炎症が減少した様子の事例

　＜図13＞Ａの写真上段にある矢印は、発熱し痛みを感じる部位が赤色となっていることを指している。しかし、同じＡの下段の写真では、睡眠時にアーシングをしたことにより炎症が減少したことを表している。つまり４日間、夜にアーシングをしながら寝るだけで、痛みが解消され、発熱していた部位は熱が下がり冷たくなったことを表しているのだ。こういった変化を通して炎症の明らかな減少とともに、熱を下げて平熱へと戻すことにも注目することができる。

　右側のＢは、15歳の時に体操をしていて負傷した33歳の女性の足を赤外線で撮影したものだ。患者は慢性右膝疼痛、腫れや不安定な病歴があり、長時間立っていることができなかった。痛みを和らげるために膝の間に枕を挟んで寝たりもした。数年に渡り病院での治療と物理治療を受けていたが、これといった効果が得られなかった。写真Ｂの一番左側上段に見える矢印は、濃い赤色となって見えているのだが、これはこの部位の炎症反応がひどいことを意味している。この患者に積極的にパッチを利用してアーシングを行った。30分後に撮った写真がまさにＢの下

側の写真だ。矢印が示していた部位の色が赤から青へと変化して、患者の痛みが減少したことが明らかになっている。

　6日間のアーシングの後、彼女は50%程度の痛みが減少したと報告してきた。これからは痛みもなく長い時間立てるようになり、足の間に枕を挟んで眠る必要がなくなったと話してくれた。アーシングの治療後4週目にはサッカーができるぐらいになり、12週が経つと彼女は痛みが90%も減少し、腫れもひいたと言った。患者は治療を始めて6か月後には水上スキーやマラソンのような激しいスポーツも痛みなしにできるようになった。

　結局、アーシングは炎症と痛みの治癒、あるいは緩和効果をもたらすということ、また白血球、好中球、リンパ球などの数値を下げるだけでなく、コラーゲンマトリクスを通して活性酸素を中和することによって炎症バリケードの形成を防ぎ、結果的に炎症自体が起こらないようにする機能を果たすといったことが確認された。このような炎症治癒のメカニズムがまさに慢性疾病であるがんや高血圧、糖尿病、心血管疾患、脳疾患などを予防し治す仕組みと変わらないのだ。

　一方、アーシングしていない場合に現れる炎症バリケードは、外部の病原菌などの侵入者を防ぐ役割はあるが、同時に抗酸化物質 antioxidants と再生細胞 regenerative cells が遮断された領域を移動することも妨害する。従って回復は不完全であり、この不完全な回復は長期間続いてしまう悪循環の炎症サイクルを作り上げ、いわゆる「サイレント」あるいは「内燃」する炎症を誘発し、慢性疾患の発病を促進してしまう。前述した論文の研究者たちは、炎症の増加がアーシングの足りなさとそれに伴う「電子欠乏 electron deficiency」の結果だといえると指摘した。

　実際、身体が地面とアーシングしている時、傷は非常に早く治癒する。論文の内容が示しているように、アーシング時には治癒が非常に早く、炎症の主な症状がすぐに減少したり、取り除かれてしまったりする。時間の経過とともに炎症マーカーの特徴は、アーシングした人とアーシン

グをしていない人と明らかに違う結果として現れた。従ってアーシング
の可否が、炎症反応の治癒の期間を変えてしまうということ、これらも
私たち全てが知らなければいけないことだ。

　すなわち抗酸化剤は電子供与者であり、最高の電子供与者はまさに私
たちの足の真下にあるということだ。実際、なんの制限もなく接近可能
な電子貯蔵庫がこの地球、つまり土の表面であるということを論文の研
究者たちはもちろん、私も確固として信じている。地面から上がってく
る自由電子は最高の抗酸化剤であり、私たちの体は地面との物理的な接
触を通して、数十億年に渡って、これを使うように進化をしてきたために、
2次的な副作用が全くないと言うことができる。

(6) 免疫系 immune system の正常作動効果

　2020年12月以降、全世界では新型コロナウイルス感染症の拡大によ
りいろいろなことが3年以上停止した。その余波はまだ現在進行中であ
る。3年余りの間になんと6億に達する人々がコロナに感染し、約650
万人が命を失った。全世界の人々が新型コロナウイルスと変異ウイルス
に囚われてしまった。その理由は何だろうか。それはまさに現代人たち
が大地との接触を遮断してしまったことによる免疫力の低下のせい、と
いうのが私の判断である。

　創造主は、人体が外部の侵入者である病菌やウイルスから自らを防御
できるように、免疫系 immune system という精密な防御システムを人間に授
けた。何らかのウイルスが侵入したとしても、自らの免疫系が集合的で
調整的な免疫反応を通じて、ウイルスを倒すことができる。それによっ
て私たちの人体が自らを保護し、命を維持できるように準備しておいた
のだ。

　免疫系が正常に作動するためには、まるで電気自動車が充電して動く
ことができるように、精密な電気的装置としての人体の免疫系にも電子
の充電が必要不可欠である。そうでなければ免疫系は正常に作動するこ

とができない。そのためには、大地を裸足で踏み、地の中の自由電子を十分に受けなければならない。

　地面を裸足で踏み、感染と組織損傷により発生する活性酸素 ROS と活性窒素種 RNS のバランスを合わせるのに必要な自由電子を思う存分使用することができる限り、私たちの免疫体系は正常に作動する。しかし、私たち現代人は不導体の靴を履いて、高層ビルなどに居住し、1 日 24 時間、1 年 365 日アーシングを遮断している。それにより、私たちは体と免疫体系から自由電子の提供元を突然奪い取り、捨ててしまったことで、体と免疫体系の異常現象をもたらすことになったのだ。

　このようなアーシングの遮断は 1800 年代始め、ゴムの発明により始まったといえる。1860 年代以降、アメリカの運動靴スニーカーの出現、韓国では 1922 年から始まったゴム靴の製造などにより、日常化し始めたのだ。前述した論文でもそのような現象が 1950 年代に入り、それまでの革製から不導体のゴム底の靴や履物の出現により加速し始めたと記述している。私たちの免疫体系についてアーシングの遮断による変化と挑戦は、私たち人類が変化に合わせて進化し、それを受け入れられる程度がずっと早く進行してしまったということだ。

　そのように始まった地面とのアーシングの遮断は、私たち現代人が深刻さをはっきりと認めることができていないまま、全世界へと拡散してしまった。そして現代人たちの生理的機能障害と世界全体での非感染性で炎症性の慢性疾病が増加する原因となった。またそのような電子の不足はミトコンドリアの電子伝達鎖を脱飽和させて慢性疲労を誘発する。そして免疫系細胞が細胞間を移動することやその他の必須的な活動を抑えてしまう。それだけでなく、体の軽い傷でさえも長期的な健康問題へと飛び火させてしまうのだ。言い換えれば、アーシングの遮断によって私たちの体が自由電子を補充することができなくなり、炎症過程が正常ではない方向へと進んでしまうことになる。つまり電子が足りない領域は更なる損傷に脆弱となり、体は正電荷を帯びてしまい感染を防ぐのが困難になってしまう。そして私たちの免疫体系を常に活動させてしまい、

結局力を使い果たしてしまう結果をもたらすのである。

　そのように力を全て使い果たしてしまうことで、免疫系の細胞は身体の多様な化学構造（自己抗原 (self) とも言う）と寄生虫、バクテリア、カビ、がん細胞分子（非自己抗原 (non-self) とも言う）を区別できなくなることもある。そのような免疫系の記憶喪失は、免疫細胞が自分自身の組織や器官を攻撃することに繋がる。いわゆる自己免疫疾患の発病である。

　論文では糖尿病患者にある膵島（ランゲルハンス島）のインスリンの生産ベータ細胞が破壊されことなどや、免疫体系が自分の関節の軟骨を攻撃しリウマチ関節炎を引き起こすことを例として示している。

　それ以外に全身性エリテマトーデス（SLE）Lupus erythematosus は、身体の免疫体系が自己の組織と臓器を攻撃して発症する自己免疫疾患の極端な例である。例えば、全身性エリテマトーデス（SLE）は皮膚、腎臓、血液、細胞、関節、心臓、肺を含んだ身体システムに影響を及ぼすことがある。時間が経つにつれて免疫体系が崩れて、糖尿病患者の傷によく見られるような炎症や感染にもっと弱くなり治らないこともある。免疫体系が身体のどの部分を攻撃してくるのかは遺伝、習慣(睡眠、食べ物、飲み物、運動など)、身体及び環境の毒素などのような要因によって違ってくる。しかし論文の著者たちが繰り返し観察した結果、アーシングは全身性エリテマトーデス（SLE）患者やその他の自己免疫疾患の患者の痛みを減少させたということが確認できたと記述している。

　裸足ウォーキング市民運動本部でも、薬では治らなかった線維筋痛症、血管炎など深刻な自己免疫疾患を患った会員たちが、裸足ウォーキングとアーシングにより病状が改善したというのと同じことだと言える。

　アーシングあるいはアースに対する論文の研究と裸足ウォーキング市民運動本部会員たちのさまざまな治癒事例は、慢性炎症と疾病に対する単純で自然であり、アクセスが可能な治癒の新たな健康戦略の出現を意味する。これは私たち身体の基本骨格である生体マトリクス(基底調節または組織張力マトリクスシステム)が人間の主要抗酸化防御システムの一つであることを前提としている。前述した論文で説明したように、

身体の生体マトリクスシステムが最適の状態で効果的に働くためには、地球に住む全ての生命体の「バッテリー」である地面と伝導性アーシングにより再充電されなければならないということに注目しなければならない。

足裏アーチと足指 (Arch & Toe) 理論

裸足ウォーキングで治癒されるというまた別の生理学的根拠は、裸足ウォーキングをする時、足裏のアーチ ^{arch} の機能がもたらしてくれるスプリング効果、血液ポンピング効果、身体の正姿勢の確保・維持効果がある。また、足指 ^{toes} の扇骨が開くことで、筋骨格系全体のバランスがとれた安定的な動作を促すと同時に足指が地面を引っ張り寄せて前に進む推進力のメカニズムなどがある。

(1) 足裏アーチのスプリング ^{spring} 効果

ルネサンス時代のイタリアを代表する天才的美術家・科学者・技術者・思想家であったレオナルド・ダ・ヴィンチ (1452–1519 年) は「人間の足は工学技術最高の傑作品であり、芸術作品である。」と言った。これは足裏のアーチの弓形構造と弾性により、どれほど荒れた道や砂利道、固い道を裸足で歩いても、その衝撃が自然と吸収されてしまい、足だけでなく、体全体の筋骨格系を包んでいる筋肉を柔らかくさせて、筋骨格系に起こる疾病や痛みなどの発生を根本的に防ぐ効果をもたしてくれるからである。

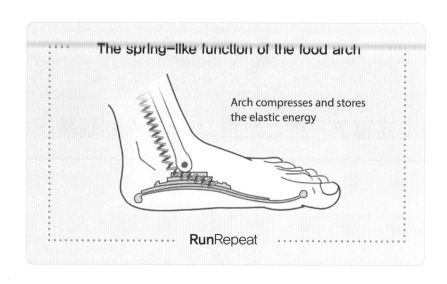

図14 足のアーチのスプリング機能図
アーチが圧縮しながら弾性エネルギーを確保する

　実際、今日多くの中年層、老年層が足底筋膜炎、膝関節炎、股関節炎、腰痛、腰痛、脊椎間狭窄症などで苦しんでいる理由は、まさに私たちが毎日履いている靴にその根本的な原因がある。つまり、私たちが日々の生活で履いている靴には、足裏のアーチの弓形構造にぴったり合うインソールを挟んで履くように作られている。これが足裏のアーチから得られるスプリング効果を根本的に遮断する。結局、私たちは創造主が作られた人間工学の最高の傑作品である足裏のスプリング機能を、インソールにより人為的に無力化させて生活しているのである。それに加えて固い底 sole の靴、女性の場合はハイヒールを履いて、固いアスファルトやセメントで舗装された道を歩く。歩くたびに関節と筋肉に衝撃が加わり、そのような生活を数十年送れば、誰でも筋骨格系に痛みを誘発する原因になるのである。

　このような事実は、釜山の整形外科医のファン・ユングォン院長の『ヘルニアを勧める社会』を通して明らかにされた。つまり「病院でヘルニアや脊椎間狭窄症と診断される痛みは、該当部位の筋肉が固くなって起

こると思われる。筋肉は元々長さが伸縮運動をするようになっているの
だが、一定期間そのような変化(運動)がない緊張した状態が繰り返され
ると固まってしまう。柔らかくなければ筋肉が固まり筋肉の中の末梢神
経が痛みを感じる。」ということとその内容の面で一致する。

(2) 足裏アーチの血液ポンピング pumping 効果

　また裸足で土の上を歩き始めると、足裏のアーチが元々持っているス
プリング機能、つまりプレスするような機能を円滑に行いながら、アー
チが縮まったり緩んだりを繰り返す。そして同時に足の甲を貫いている
大動脈が、開いたり閉じたりしながら、血液を下から上へとポンピング
して押し上げる重要な機能を果たしているのである。それゆえ足の裏は
第2の心臓だと言われるのである。
　しかし、私たちが靴を履いて生活すれば、インソールが足裏のアーチ
に挟まってしまうように作られているため、アーチのスプリング機能は
無力化してしまい、同時に圧縮と弛緩がなされないために、血液のポン
ピング機能まで遮断してしまう。その結果、全身への血流が円滑に行わ
れないためさまざまな疾病の元になってしまうのだ。

(3) 足裏アーチの正しい姿勢の確保・維持効果

　裸足で歩くと、アーチが正常に動くので両足のアーチが両側の軸を形
成することができる。そして踏み込んだ平らな地面と直角なることで、
両足、腰椎、脊椎、頸椎などが90度の角度でまっすぐ立つことができる
バランスのとれた正しい姿勢の直立体勢ができる。直立の人間ができる
最も美しい姿勢を作ることができるのだ。そのように両足で健康な正し
い姿勢で大地を踏んで立つ堂々たる人間の美しさは言葉では表現できな
い。それは裸足で立つ時にだけ可能なのである。

(4) 足指 Toes のかすがい効果

　裸足で歩くと、五本の指がまるで扇の羽 the ribs of a fan のようにぱっと広がり、そして足指が地面を踏むことで、安定して立つことができるかすがいの働きをするだけでなく、体と共に地面を引っかきよせて、前に進む推進力を得る。そういった足指の機能は、全身に正しい動きをさせるための重要な役割をする。

　「スボンスド」の理論を確立した在ドイツ漢方医のキム・セヨンのYouTube 動画では「指の力が強ければ足がポンピングする血液量も増える。そして体が持つ血液量も増加する。足指の曲がる力と速度が弱ければ、足の筋肉だけでなく、腰の筋肉、頸椎の筋肉も弱体化し、頭がまっすぐ立たずに前屈みになる減少を引き起こす。頭が前屈みになり、頸椎の筋肉がその役割を果たすことができなくなれば、頭に行く血液量が減り、頭脳活動が減少してしまい、認知症、パーキンソン病などの発病原因となる。

　アンチエイジング現象も足指から真っ先に始まり老衰による足指の力が衰えれば、頭が前に傾いて、肩と腰が曲がる。ハイヒールを履けば、足の緩衝作用と足指の力を失ってしまう。それによる血液が運ばれる量も減少してしまい、体の筋肉の動きを低下させてしまう。足指の作用と反作用の力は、体の筋肉の全てに影響を及ぼす。頸椎の筋肉の動きの低下は、頭に送られる血液量も減らしてしまうことになり、甲状腺の機能低下も招いてしまう。足指の中で、端にある 4 と 5 番目の指が弱い場合には股関節に何らかの問題が起こり、足の親指が弱い場合には関節炎、腰椎椎間板ヘルニアの問題が起こる。」と説明した。

　私たちは元々創造主が人間を創造なさった設計図の通り裸足で地面を歩かなければ、足裏のアーチがまともに形成されない。それだけでなく、足指本来の機能のように裸足で歩く時、足指が扇のように開いて、地面をかすがいのように掴み、安定した状態で地面を引っかきよせて、前に進む推進力を得ることができる。また、当然足指の力が健康になり体全体の筋骨格系が安定して、正しい姿勢を維持することができる。結果的に痛みのない健康な筋骨格系が作られることになるのである。

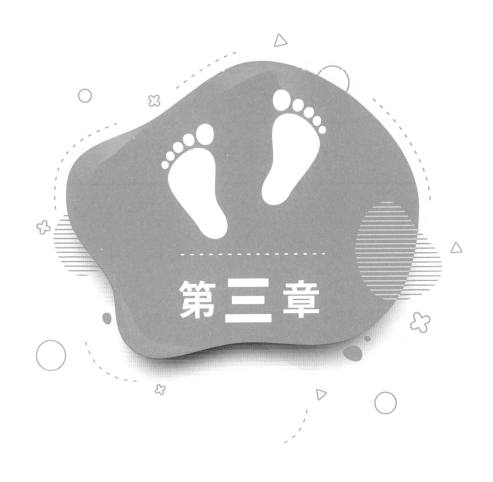

第三章

アーシングはどうやって私たちの
健康を回復させるのか

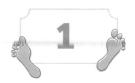

アーシングに関する海外の研究論文

(1) アーシングが心血管疾患の核心的要因である血液の粘性を低くする

　心血管疾患 (CVD) は、全世界で最も多い死亡原因である。2020 年 10 月号のアメリカ心臓学会ジャーナル Journal of the American College of Cardiology によれば、全世界の心血管疾患患者の数は 1990 年の 2 億 7100 万人から、2019 年には 5 億 2300 万人へと 2 倍近くも増加した。そして心血管疾患の死亡者数は 1990 年の 1210 万人から 2019 年には 1860 万人へと増加した。

　また 2010 年以後、アーシング理論学者たちは、人が地面とアーシングすれば、さまざまな心血管の危険要因に対する肯定的な変化と人体の生理学的健康に興味深い影響を及ぼすということを明らかにした。その中でも中心的な学者である工学物理学者ガエタン・シュヴァリエ博士と心臓医学者スティーブン・シナトラ博士などは 2013 年 2 月 14 日、アメリカの医学誌に『人間の体への アーシングは血液の粘性を薄めてくれる – 心血管疾患の主な要因 Earthing (Grounding) the Human Body Reduces Blood Viscosity—a Major Factor in Cardiovascular Disease』という研究論文を発表した。

　この研究は 10 人の健康な成人被験者を募集し、2 時間のあいだアース線を足につなげ、アーシングの前後に血液を採取し、血液サンプルを顕

微鏡のスライドに入れて、これらに電界を加えて顕微鏡で撮影した映像から細胞の終末速度を測り、赤血球の電気泳動移動度を測定した。要するに各サンプルの群集細胞数を数え、赤血球の凝集現象を測定したのだ。

　まず10人の健康な被験者(男4、女6)を選抜し、各被験者の足の裏と手の平にアーシングの伝導性パッチを図15のように付着させた。

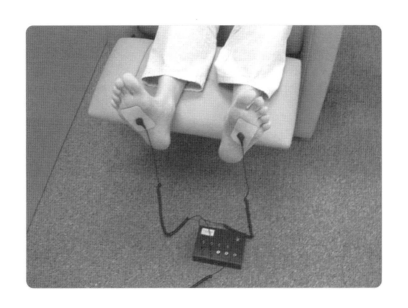

図15 ┃ アーシング線につないだ伝導性パッチを足裏に貼って実験

　そして被験者の指に針を刺して血液サンプルを採取した後、各被験者を実験室の楽に座れる椅子に座らせた。アーシング2時間後、被験者がアーシングをしている間、もう一度血液サンプルを採取して、分析した。その結果は次のように明らかにされた。

　全ての被験者は、表1で見られるように、アーシング2時間後ゼータ電位の絶対値が増加した。最小増加は1.27倍、最大増加は5.63倍、平均的にゼータ電位の絶対値は平均2.70倍増加した。同時に血流の速度もやはり最小増加が1.24倍、最大増加は5.53倍も速度が上昇した。

　これらは各被験者の健康状態によって、ゼータ電位値が大きな差を

見せたという意味だ。被験者が健康であればあるほど、ゼータ電位の増加値は低かった。最高増加値を示した人は健康状態がすぐれないため、1週間に1回は800mgのイブプロフェンを服用しているということだった。その点を照らし合わせて見れば、健康がすぐれない人ほど裸足ウォーキングとアーシングの効果がよく現れるのだろうと推定することができる。

表1 | **10人の被験者の血流速度とゼータ電位**

被験者	血流 (μm/s)			ゼータ電位		
	アーシング前	アーシング後	アーシング後/アーシング前	アーシング前	アーシング後	アーシング後/アーシング前
1	11.9	29.2	2.46	-7.96	-19.6	2.46
2	3.65	13.6	3.73	-2.45	-9.14	3.73
3	9.36	11.6	1.24	-5.62	-7.12	1.27
4	12.1	21.6	1.79	-7.29	-13.6	1.86
5	9.46	20.8	2.2	-5.87	-13.0	2.22
6	5.78	32	5.53	-3.61	-20.3	5.63
7	11.8	42.7	3.61	-7.40	-26.8	3.63
8	7.42	24.4	3.29	-4.66	-15.4	3.3
9	5.26	11.4	2.16	-4.14	-8.96	2.16
10	4.8	10.7	2.23	-3.80	-8.50	2.24
合計	81.5	218		-52.8	-143	
平均	8.15	21.8	2.68	-5.28	-14.3	2.7
標準偏差	3.19	10.6	1.24	1.85	6.37	1.26
平均標準誤差	1.01	3.34	0.39	0.585	2.02	0.4

要するに、2時間のアーシングで被験者たちの赤血球のゼータ電位、すなわち細胞間が互いに反発しあう力が2.7倍に大きくなり、それだけ血液の粘性を低くし、サラサラになったのだ。そして血液がサラサラになるほど当然、血流の増加速度も上昇することとなり、その結果が10人に平均2.68倍という数値で現れたのだ。

　また赤血球の凝集状態は、凝集体または凝集集団 clusters が有意にさらに増加したと明らかにした。これは2時間アーシングをした後、1つあるいは2つの細胞を持った凝集集団の数が、3つあるいは4つの細胞に固まった凝集集団の数よりも遥かに多く増えたという事実である。これは3, 4つの細胞に固まった凝集集団がアーシング前に比べて明らかにその数が減ったということを意味している。

　このようなことは表2で見られるように、アーシング前は4つ以上の細胞が固まったクラスターの数が34.7個だったのが、アーシング後、同じクラスターの数が15個の半分以下に減っていることを確認できた。これはアーシング前よりアーシング2時間後、赤血球の凝集現象 clumping が著しく減ったことを示している。

表2 ｜ 10人の被験者たちの細胞凝集状況

		凝集クラスター総数	細胞総数	各凝集クラスター内　細胞数			
				1個	2個	3個	4個
アーシング前	平均回数	49.5	100	26.8	21.4	17.1	34.7
	標準偏差	5.53	0	5.90	2.96	1.68	3.14
	平均標準誤差	1.60	0	1.70	0.855	0.485	0.370
2時間アーシング後	平均個数	64.5	100	43.1	26.4	15.5	15.0
	標準偏差	2.93	0	3.99	1.35	0.731	2.55
	平均標準誤差	0.845	0	1.15	0.391	0.211	0.301

これまで人が地面を裸足で歩きアーシングすることの生理的効果について、アメリカで行われたいくつかの臨床研究で心血管及び心臓関連の指標の改善があったという報告があった。その中の研究の一つがアーシングした状態で睡眠をとった被験者たちの昼と夜のコルチゾールリズムが正常化するという報告だ。コルチゾールの分泌が上昇すれば、生体リズムが混乱し、交感神経系が慢性的に活性化してしまい、不眠症と高血圧、心血管系疾病、脳卒中やその他の障害を含めた健康に影響を及ぼすということが広く知られている。

　その後に続けられた研究では副交感活動の増加と、心拍変異度 HRV の増加などを含めた自律神経系 ANS に対するアーシングの究極的な効果が繰り返し確認された。特に心拍変異度は、心血管系に対する自律神経のバランスとストレスの状態を表す重要な指標である。その減少は自律神経機能障害を起こし、冠状動脈疾病の進行が深刻になると予測した。つまりただ単に地面を踏んでアーシングするだけでも、心血管系疾病を改善するための基本的な健康戦略として活用することができ、特に自律神経系の緊張が高い人や血圧が高い人にアーシングを推薦することができるとこの論文は記述している。

　結局、人の血液の粘度が高まると高血圧、血栓の生成、局所性貧血や関節炎という影響を及ぼすため、心血管疾患の予測因子になりえるということだ。しかし不幸にも血液の粘度は忘れられた危険要素になり、臨床実習ではほとんど測定されないでいる。だが心血管疾患を予防して治すためには血液の粘度と赤血球の凝集を低くするという解決策が非常に重要である。

　特に薬の中でスタチン Statins は、血液粘度調節に効果的だと見られているが、死をもたらすなど深刻な副作用を引き起こすこともある。また一部の患者はスタチン過敏症がある。従ってイソプレノイド isoprenoid 抑制に依存しない安全で効果的な抗炎症戦略の使用が望ましいと言うことができる。しかし身体をアーシングするのはまったくの無害である。今までアーシングが薬箋 BP に及ぼす影響に関した体系的な研究はなかった。

しかし、ワルファリン、クマディンのような血液抗凝固薬を使用する患者が地面とアーシングをするならば、血液の凝固の程度を頻繁にモニタリングしなければならないと言われている。なぜならアーシングが血液の希釈効果をもたらすからである。

　もし医者がアーシングという何の害もなく、極めて単純な自然治癒の解決策を患者に勧めるならば、人間の苦痛を和らげて、人生の質を向上させることができるだろう。この先行研究結果によるとアーシングはゼータ電位に安全で重要な影響を及ぼすとされている。

　心血管疾患は、サイレントキラーとして知られている。がんは患者がそれを知って、治癒の方法を見つけ出す時間的な余裕が与えられるが、心臓麻痺、急性心停止、心筋梗塞、脳卒中、脳出血など心血管疾患は備える時間さえも与えられない。寝ている間、突然襲い掛かってきて、応急処置をする間もなく、命を奪い去ってしまったり、仮に応急処置を行ったとしても、その後遺症が深刻で半身麻痺になったり、ずっと植物人間として生きていく場合も数多くある。

　だから私たちは充分に備えておく必要がある。その備えとは、どのように私たちの血液をきれいに、そしてサラサラに保っていくのかという問題である。それで血液の粘度が高かったり、血流の速度が円滑ではない場合や血圧が高ければ、病院では抗凝固薬、血圧降下薬などを処方して、一生そのような薬を服用するように勧めてくる。しかし、トマトケチャップのようにドロドロした血液が、ワインのようにサラサラきれいに維持できるようにするには根本的な生活パターンの確保が必要である。

　ここで私たちの裸足ウォーキングとアーシングの必要性が出てくるのである。先述の論文では地面とアーシングを行えば、地面の中に無限に存在する自由電子が私たちの体の中に上がってきて、赤血球の表面電荷を上昇させて、ゼータ電位を高め、血液の粘性をサラサラきれいに変えてくれる。それだけでなく、血流の速度を正常に維持し続けることができるようにしてくれるということを臨床実験により明らかにした。要するに裸足で歩いたり、地面とのアーシングを続ければ、血栓ができる

理由がなくなり、それにより抗凝固薬であるアスピリンやワルファリン、クマディンなどの薬物を服用する必要がなくなるということだ。実際、アーシングをして血液がきれいになり血圧が下がり、これ以上薬の処方が不要になったという主治医の決定が下されるケースが多い。

(2) アーシングが血圧を下げる

　脳卒中の後、半身不随になり苦労していたジャン・チョンスさん (55 歳男性) が裸足で歩き始めて 50 日目になる日、血圧が正常値に下がり、自ら血圧の薬の服用をやめた。そしてそれから、2 か月になる日、病院で定期検診を受けたのだが、血液がサラサラになり抗凝固薬の処方を 4 日分から 2 日分へと減らされたというニュースを伝えてくれた。

　2018 年 11/12 月号アメリカの『代替医療誌 Alternative Therapies』はアメリカの心臓医学者ホワード・エルキン博士 Howard K. Elkin, MD, FACC とアンジェリーナ・ウィンター看護士 Angela Winter, RN, BSN の『患者たちのアーシングは高血圧を改善する ; 事例研究 Grounding Patients With Hypertension Improves Blood Pressure: A Case History Series Study』論文で、高血圧の症状の改善にアーシングが効果を及ぼすと世界で初めて記述している。

　これまで 15 年の間行われてきたアーシングに関する研究は、地球の表面電荷が私たち人間に多様で有益な結果をもたらしてくれるということを明らかにした。事実の可否を立証するため 10 人の高血圧患者 (一部は血圧の薬を服用し、一部は服用していない) を対象にした一連のパイロットテストを実行した。

　まず、病院では患者の血圧を測定した後、各自アーシングを始めるようにした。10 人の患者に 1 日 10–12 時間アーシングシートを使うようにし、足やふくらはぎ、太股などにアーシングシートを当てて寝るように指示した。昼には机や椅子に座り、コンピューター作業をしたり、本を読んだり、テレビを見る時も床にアーシングパッドを置いて、その上に裸足の足を乗せるようにした。ここでアーシングシートを皮膚に直接

接触させることが絶対条件だ。そして約1か月間隔で病院において3回にわたり血圧を測るようにした。また患者たちにも血圧計が提供され、自宅で12週間、毎週月曜日、木曜日、土曜日の朝8時と夜8時に血圧を測るようにした。

　そうすると、すべての高血圧患者たちの血圧測定結果は3か月の実験の間、目覚ましい改善が見られ、一部の患者は3か月になる前から改善していた。つまり、収縮時の血圧の数値は、最小8.6%から最大22.7%も下がった。この10人の平均減少改善率は14.3%だった。

　次の表3の患者たちのデータは実験前と実験後の血圧の推移を表したものである。

表3　｜　実験前と後の血圧の推移

患者	年齢	性別	実験前の血圧	2か月アーシングした後	3か月アーシングした後
1.	63	女	140/70	118/90	124/76
2.	64	女	145/80	94/70	115/79
3.	57	女	145/100	116/72	124/70(5か月後)
4.	67	男	140/80	124/70	123/80
5.	74	男	152/60	130/70	130/70
6.	71	男	150/70	136/61	116/56
7.	41	男	148/80	126/86	118/72
8.	66	女	150/70	127/82	128/72
9.	63	女	140/80	117/70	128/62
10.	66	女	143/79	146/85	124/68

上記の患者10人のアーシングシート使用1か月後、2か月後、3か月後の平均血圧の推移を表したグラフは次の通りである。

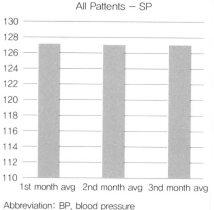

Figure 1. Combined Average Systolic BP, as Recorded at Home by Patients

All Pattents − SP

Abbreviation: BP, blood pressure

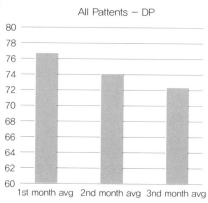

Figure 2. Combined Average Diastolic BP, as Recorded at Home by Patients

All Pattents − DP

Abbreviation: BP, blood pressure

> **図 16** | 左：3か月アーシング期間の収縮時血圧の推移
> 右：3か月アーシング期間の弛緩時血圧の推移

　この研究を通してアーシングが高血圧を改善するのに影響を与える要素には、自律／副交感神経の改善、コルチゾール分泌の安定化、炎症と痛みの減少、睡眠の質の向上、血流及び血液の粘度の改善など、さまざまな作用が含まれていた。結果的に、この高血圧患者たち全ての血圧 Blood Pressure が驚くほど改善したことがわかった。また患者たちもアーシングシートを使用した後、「本当にぐっすり眠れた」「痛みが減った」「心が落ち着いてきた」などの変化を証言したのだ。

　つまり、上記の論文ではアーシングシートを使用したアーシングは、薬の服用を避けなければいけない高血圧初期、または重症患者には、自然に血圧を低くすることができる安全で、単純で、効果的な方法、あるいは一つの戦略になり得るということを示唆してくれているのだ。

(3) 裸足ウォーキングとアーシングで COVID−19 を治療する

　私はプロローグでも明らかにしたように、新型コロナのパンデミックが起きた原因は、現代人が地面とのアーシングを遮断したことにより免疫力が低下したせいであることを説明してきた。同時に裸足ウォーキングとアーシングで新型コロナを予防し、必ず治すことができると固く信じている。

　2020 年 12 月、イラクのバスラ ^{Basrah} 医科大学のハイダー・アブドル−ラティーフ・モウサ ^{Haider Abdul-Lateef Mousa, MB ChB, MSc} 教授が『アーシングによる COVID−19 の予防と治療 ^{Prevention and treatment of COVID−19 infection by earthing}』というタイトルで、新型コロナの感染者に対する世界初の臨床研究論文を発表した。モウサ教授によると、この論文の場合、バスラ医科大学の大学当局の承認は受けたのだが、政府当局の承認はまだ受けてはいない。しかし事案の重要性を考慮し、まず OSF プレプリント ^{OSFPreprints} という論文事前発表サイトに掲載したと明らかにしている。私はそれが新型コロナにより苦しんでいる世の中の人々に、裸足ウォーキングとアーシングが少しでも、その予防と治癒の助けになってくれればという医者の良心と責務に忠実な判断だったと信じて疑わない。従って、その過程上の問題より、この論文の結果がもたらす示唆点を、新型コロナのパンデミックを乗り越える解決策になる方向で、各国の保健当局と政府、そして医学界がさらに臨床実験と立証に乗り出して欲しいというのが私の正直な心境だ。

　この研究は、2020 年 5 月 28 日から 2020 年 11 月 5 日までイラクのバスラ州にいる 59 人の新型コロナ感染患者を対象にして、裸足で地面を歩いたり、建物のアーシングシステムに連結した伝導性パッチを装着し、アーシングをさせ、その結果を観察するという方法で研究を進めた。患者たちには症状の深刻さによって、薬を処方し服用するようにした。アーシングは行っても、薬の服用は中断しなかったことを明らかにしている。医者もいつもと同じように診察を続けるようにした。

総勢 59 人の患者たちの年齢は、32–88 歳 (平均 53 歳) であり、感染の程度は重症 severe 20 人、中等症 moderate 28 人、軽症 mild 11 人であったと述べている。その中の 6 人 (32、58、59、47、49、38 歳) はコロナにかかる前から裸足で歩いていたからか、感染しても症状は軽く、少し体調を崩し短期間で治ってしまったということだった。もっとも驚くべき結果は 56 歳の感染者で、彼は呼吸困難、咳、発熱、血中酸素濃度 74% で病院に入院し、ずっと酸素吸入、抗ウイルス性アビファビル Avifavir、静脈注射液、プレドニゾロン、アジスロマイシン Azithromycin、静脈セフトリアキソン Ceftriaxone、多血小板血漿などが投与されていた。しかし治療を始めてから 1 週間は、まったく症状は好転せず、自己責任のもとで薬物治療と酸素吸入を続けた。しかし、2 週目に彼の病状は極度に悪化した。ひどい呼吸混乱、酸素濃度計の測定酸素レベルは 38%、胸部 CT スキャンでは肺の 70% 以上が感染したことまで確認された。この状況の中、彼の息子はアーシングパッドを使用して、患者にアース線を繋げることにしたということである。毎日、3 時間ごとに 2 回のアーシングを実施した後、驚くべきことに 2 日目にしてかなりの改善現象が現れた。酸素を吸入している間、酸素の測定レベルが 95% に増加して、酸素吸入がない時でも酸素のレベルは 77% を記録したということだ。それから、毎日 3 時間、3 日間のアーシングを行うと、患者は完全に回復するまでに至ったという報告であった。

　これ以外にも論文では、アーシングをしっかりとしていなかった 1 人の高血圧患者、真性糖尿の基礎疾患を持っていた患者 1 人が死亡し、2 人の女性の患者と連絡が途絶えたなど、この 4 人の事例を除いて、呼吸困難により酸素吸入を受けていた 2 人の患者を含め、16 人の重症新型コロナの感染患者は、全て一般の薬物処方と十分なアーシング処方により合併症もなくコロナから 1–3 日の間に回復したという報告であった。

　中等症患者 28 人の中でも 67 歳のある糖尿病患者は、感染が確認されてから 3 週間、熱が続き全身に痛み、食欲不振、嗅覚と味覚の喪失などを訴えていた。しかし、1 日に約 2 時間のアーシングを実施してすぐに、

その翌日からは目に見えて症状が好転 significant improvement し、熱も下が
り、嗅覚と味覚も元に戻ったといっ報告している。ほかの全ての中等症
患者 27 人、軽症患者 11 人など 38 人全て、1 日 15 分から 3 時間のアー
シングを実施した後、1–3 日の間に全員の症状が非常に早く改善された
improved significantly と報告している。実際、早くにアーシングを始めた患者
(感染後 1–5 日以内) の場合、新型コロナに感染してから 1–16 日 (平均
8 日) の間に完全に回復したということが今回の研究の結果である。

　それではこの新型コロナの感染者たちが治癒されたという結果は、ど
こにあると言えるのだろうか。私は本書でアーシング理論の天然の抗酸
化効果、血液の希釈効果、ATP の生成促進効果と炎症及び痛みの緩和効
果について、何度も強調してきた。その結果、がんや高血圧、糖尿病と
心血管疾患、脳疾患など数多くの慢性疾病はもちろん、風邪などの感染
性疾病にも治癒の効果が現れていることから、新型コロナの場合もその
例に漏れないという考えである。

　実際に 2020 年 2 月 18 日のある報道関係者とのインタビューで、国立
医療院のシン・ヨンシクセンター長は「治療薬がないのにどうやってよ
くなったのかというと、自然に治ったのだ。」と話した。つまり私たちの
体に備えられている免疫システムが働いて、自ら治療したという意味と
して説明し、「薬がない一般の風邪のケースと同じように、正常で健康な
成人であれば (新型コロナ) ウイルスに感染したとしても、私たちの体の
免疫体系が働いて、短い時には 10 日、長くても 3 週 (21 日) 以内に、抗
体ができ細菌がなくなり熱も下がって、自然に治ってしまうのだ。」と話
していた。

　新型コロナが病院に入院している間でも自然の免疫力によって、治癒
してしまう疾病であるなら、ここに裸足ウォーキングとアーシングを行
い、地面から生命の自由電子を受け入れれば、その免疫力の増強の速度
と程度は、アーシングが遮断された人とは、その治癒力と回復力において
て明らかな違いがあると誰でも推して知るべきことである。

　もちろん、前述の論文の著者は「ただ、この研究は標本の数が少なく、

入院をしていない患者を対象に行われたものである。対象となった多くの患者が通常の治療を受けており、また結果を比較することができるノーシングをしていないグループという対照群がなかったという点で限界がある。これにもう少し、大きな集団規模の患者と病院に入院した患者、またさらに深刻な症状を持った人を対象にしたアーシングの研究が必要である。」と明らかにしている。

　しかし、この論文を通して、これまで私が主張してきた新型コロナの原因が現代人がアーシングの遮断をしたことによる免疫力の低下であることが事実だったと確認された。さらに裸足ウォーキングががんや心血管疾患など非感染性慢性疾患の予防と治療はもちろん、新型コロナのような感染症の予防と治療にも、わずか数日だけで驚くべき予防と治癒効果をもたらすということの臨床的確認が世界で初めて行われたということである。

　従って今からでも全世界がワクチンと治療剤の開発はそのまま続けながらも、同時に全国民を、全世界の人々を、裸足ウォーキング市民運動本部の方針と同様に1日3回程度、合わせて1.5−2時間ずつ毎日裸足で歩き地面とアーシングができるよう勧め導いていけば、我が国はもちろん、全世界が早いうちに新型コロナの危険から逃れることができ、同時に新型コロナ以前の正常な状態への早期回復が図れるということを示唆してきたのだ。

(4) 地面は命と治癒のスイッチ

　私はいつも地面は生命の源泉であると述べてきた。そして地面とのアーシングは数多くの現代文明病を治すとも話しをしてきた。これまでの4年間「裸足ウォーキング森林ヒーリングスクール」の多くの会員の証言が、それを何度も確かめさせてくれた。そしてそれらは私が整理した指圧 reflexology 理論と電気専門家であるクリント・オーバー Clint Ober、心臓医学者スティーブン・シナトラ Stephen Sinatra 博士、健康寄稿家マーティン・

ズッカー Martin Zucker などが著述した『アーシング、地面とのアーシング
が治癒する』のアーシング earthing 理論を総合し整然とした理論体系によ
りしっかりと支えられている。

　このように裸足ウォーキングの治癒の科学的根拠を示し「地面の自由
電子が生命と治癒の源泉である。」という理論体系を立証するために、
さまざまな努力を傾けてきた。私自身でも玉ねぎと牛乳、金魚、ゴムの
木などを利用したアーシングの実験を行った。その結果アーシングをし
た玉ねぎや牛乳、金魚、ゴムの木はアーシングをしていないものとは大
きな違いがあったということをはっきり確認できた。私はこの実験を通
して地面の中から上がってくる生命の源泉である自由電子 free electron が
これらの生命体や無生物、さらに私たち人間の体にどれほど大きな影響
を及ぼすのかを推測することができた。

　しかし、そのような体系的理論とたくさんの治癒の証言、そして前
述のアーシング実験の結果だけではまだ足りないため、医学界での裸足
ウォーキングとアーシングに対する臨床実験の結果を調べてみることに
した。そしてアメリカ Science Direct 誌の『EXPLORE』2020 年 5-6 月
号で発表された『統合的、生活的医学処方はアーシングを含めなければ
ならない : 実験的証拠と臨床観察に対する研究 Integrative and lifestyle medicine
strategies should include Earthing (grounding): Review of research evidence and clinical observations,
Wendy Menigoz , Tracy T Lat 外』というテーマの論文を探し当てたのだ。

　この論文には裸足ウォーキングとアーシングに関連した臨床実験の結
果を記述した医者と鍼灸医、あんまマッサージ指圧師など 3 人の臨床結
果が掲載されていた。

　ハワイでハワイジュジュベクリニックを運営しているシモン亀井
Cimone Kamei, D.Ac (鍼灸専門医、内科) は 3 年前にアーシングについて知る
機会があり、それから裸足で歩き、走り、庭で仕事をするなど、できる
限り裸足で生活し始めた。彼はダイエットなどよい健康法に沿った生活
していたが、アーシングをすることにより体に決定的なエネルギーの違
いが生まれることをすぐに発見したのだ。アーシングした後から考えが

明るく前向きになり気分がよく、そしてさらに頭と体がすっきりするということを経験した。

　それから彼は鍼、解毒、血液活動、栄養、食事療法など内科の総合治療プログラムにアーシングを追加した。日常の処方にも患者に庭や海岸あるいは公園など、いつでもどこでも裸足で歩くことを勧めている。始めは最低でも 10 分から始めて、可能な限り時間を延ばすようにし、室内でもアーシングパッドなどを通して、地面とアーシングするように勧めているということだ。彼の診療所は海岸に隣接していて、患者に診療室を訪問した後、海水に濡れた砂浜を裸足で少なくても 10 分以上歩くように勧めている。がんや腎不全により、足にひどいむくみや膝に水が溜まっている患者の場合は、2 人の看護師に患者を海岸まで連れて行くように指示をする。看護師たちはスコップを持っていって、濡れた砂に穴を掘って、患者がその穴に足を入れたまま、砂の上に座っていられるようにしてくれるというのだ。そして、その穴を砂で埋めて 20 分ほどすると、むくみがほとんど消えてしまうということを発見したのだ。海岸でも「濡れた砂治療」のおかげで患者の多くが明るく前向きになり、気分がよくなったという臨床報告である。

　彼はまたアトピー性皮膚炎を患っている子供の場合、両親に子供たちを公園に連れていって、裸足で遊ばせるようにしたり、海岸に行って水泳をさせ、裸足で歩かせるようにした。そうすることにより彼らの病気が非常に早く治癒したということを確認した。バセドウ病 (甲状腺機能亢進症) や全身性エリテマトーデス (SLE) 病、多発性硬化症、リウマチ性関節炎のような自己免疫疾患を病んでいる患者たちも同様である。そのような患者たちにもアーシングがとても大きな助けになるということを確認したのだ。

　特に血液循環がよくなかった患者たちは、アーシングにより彼らの足が温かくなってきたことを感じられるようになった。これはつまり血液循環が改善されたということである。疼痛患者は痛みがだいぶ減ったことを報告しただけでなく、ずきずきした疼く痛みが減ったということで

あった。治癒の解決策はまさに地面にある The remedy is in the ground ということが確認されたのである。

　アーシングは全般的な健康の改善現象をもたらし、ほかの医学的処方と共に使われる時、多くの次元との相乗効果を発揮する。数年間ダイエット、解毒、運動療法などが血液を改善するという結果を自分自身が確認してきたのだが、実際アーシングを処方した後、その治癒の結果は驚くべきほど向上した。

　一方、ノースカロライナ州ムーアズビルの統合精神科医であるトレシー・ラッツも疾病の治癒に対する広範囲なアプローチの一つとしてアーシングを推薦している。彼はこれを多次元的な治癒をするために医学的処方としての強力な一つのツールとして考えていると明らかにしている。アーシングした患者たちの場合、約65-75%の患者がよい反応をしたと報告している通り、彼らは情緒的、精神的、身体的な問題を同時に抱えている場合が多いのだが、アーシング後に気分がだいぶよくなったと話をしている。

　彼はアーシングが通常睡眠を改善するのだが、特に不安障害(心的外傷性ストレス障害、一般不安障害、パニック障害など)がある人の場合、質のよい睡眠は症状の改善の可否に決定的な差が生まれることを確認していると報告している。うつ病も症状とエネルギーが改善されることが多くあり、定期的にアーシングを行う人はストレスに対する耐性が強くなっていることが確認できると明らかにした。

　疼痛管理の医者が慢性疼痛患者の治療を彼に依頼してきたのだが、彼らは持続的な痛みが改善しないことで、不安とうつ病になり希望を失った状況におかれた人であった。この場合、患者が質問に反応しなかったり、薬の処方にも抵抗を見せる場合もあるのだが、この時アーシングを処方すると、炎症と痛みのレベルが下がるという現象が現れたと報告した。これによりモルヒネのような麻薬性薬物の処方の必要性が減少するということである。それで彼は地域社会やリハビリセンターなどで実施している慢性疼痛を治すためのリハビリプログラムにある自然治癒療法

の項目に、アーシングを含めることは非常に有用であると主張している。

　また、彼はグルテン過敏症と過敏性腸症候群を患っている多くの患者たちも、定期的にアーシングをすることで症状に改善の兆しがあり、痛みと不安も全て軽減したと報告している。自己免疫疾患の患者にもアーシングを勧めるのだが、カッと怒る状況を減らしたり、ストレス反応を下げてくれると述べている。

　慢性疲労を患っている患者や副腎ホルモンを消耗した患者がアーシングを行った場合、疲労感が減少したり鎮静されたりして睡眠サイクルが改善される。それにより副腎やコルチゾールのレベルが改善し始めると報告している。アーシングのおかげで彼らは多くのエネルギーを感じ、少しずつよくなり始めた。

　一方、アメリカのイリノイ州ブルボンナイスで、マッサージヒーリングセンターを運営しているマッサージ治療医 Doctor of Naprapathy ウェンディ・メニゴズ Wendy Menigoz もこれまでの約 9 年間、患者たちにアーシングをするように処方した。彼らは頭、首、腰の痛み、生理痛、足底筋膜炎、リウマチ関節炎、線維筋痛症、それに類似した痛みなどで悩んでいる人々である。

　彼らはウェンディに出会うまでこの痛みをなくすためなら何でもしたと言えるほど、切実に治りたいと思っていた人々であった。彼女は患者にアーシングをするように処方し、夜にはアーシングパッチを付けて寝るようにすると、彼らの多くが痛みが劇的に減少したり、あるいは完全になくなってしまった。彼らの 98% がアーシングを行った。アーシングは十分に水を飲むこと、日光浴をすること、新鮮な空気を吸い込むこと、食べ物をしっかり食べることと同様に日常の健康を維持するためには、どの面から見ても極めて重要な条件である。

　彼女は膝関節や股関節の治療が必要な患者にもアーシングパッチを使わせたり、アーシングマットで関節を包み使用することで夜に痛むのをなくす助けになるとした。そのうえ軟骨がすり減ってしまった時、アーシングをすれば軟骨が再生することもあると報告した。もちろん、同時

にビタミンとミネラルを服用するように処方した。彼女はまたアーシングは多くの場合、血圧を改善するのにも助けになると述べ、一部の男性患者の場合、勃起障害が改善したとも報告している。これはアーシングにより血液の循環が改善された結果だろうと述べている。彼女は薬での治癒や治癒自体が難しかった症状が、アーシングをしただけで治り、改善されたということを繰り返し確認してきたと明らかにしている。

　以上の臨床リポートは、内科鍼灸医師のシモン・亀井が主張した「治癒の解決策はまさに地面にある The remedy is in the ground」「患者にアーシングを処方した後、その治癒の結果は劇的によくなった。まるで治癒のスイッチが入ったようにだ。」ということと一致する。

　この「地面は生命であり、治癒のスイッチだ。」というように、我が国でも多くの医師が治療の一つの方法として「裸足ウォーキング」と「アーシング」を処方するのならば、疾病の苦痛に喘いでいる多くの患者を副作用なく、自然に治すことができる。それだけでなく、国と個人が担う健康保険の負担もやはり著しく減らすことができると固く信じている。私はそのようなことを読者のみなさまとしっかりと共有していきたいと思っている。

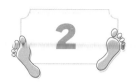

生活の中でのアーシング実験

(1) 玉ねぎを利用したアーシング実験、腐敗と成長の違い

　私たちが生きていく中で、恐ろしい疾病であるさまざまながんや心血管疾患、老化、心因性疾病などの原因とアーシング可否とが関連している。治癒の奇跡と躍動感溢れるエネルギーの共有は、靴を履かずに裸足で歩くだけという非常に単純であり、無害であり、費用がかからない地面とのアーシングから始まる。「地面は命だ。」「地面が私たちの命を生かす。」という言葉がこのようにして現れたのである。

　それで私はこれらをもう少し具体的に、また科学的に検証するための一環として、まず私たちが直接できる最も身近な植物などでアーシング実験を行い、アーシングの本当の意味がどこにあるのかを調べてみた。

　2020年4月6日、まず玉ねぎ2個をコップに入れる。左側の玉ねぎはアーシングを遮断した状態で置いておき、右側の玉ねぎは水の中にアースケーブルを入れて、21日間の変化を観察した。そうすると、その結果に驚いた。まず、4月6日と7日後である4月13日、そして2週間後の4月20日、3週間後の4月27日に撮った写真と当時撮影してYouTubeにアップロードした映像を比較して見てほしい。(YouTube動画：朴東昌のアーシング実験1–玉ねぎアーシング実験3週目(4))

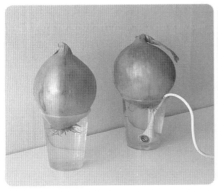

図17 | 4月6日：実験初日

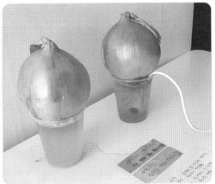

図18 | 4月13日：7日目

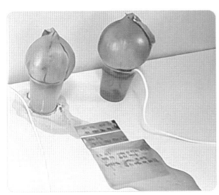

図19 | 4月20日：14日目

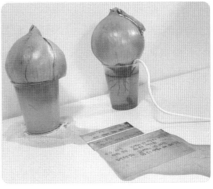

図20 | 4月27日：21日目

　玉ねぎを利用した3週間のアーシング実験の変化は次のように要約できる。特にアーシングをしていない左側の玉ねぎの変化に注目してもらいたい。アーシングをした右側の玉ねぎはまったく変化することなくきれいであり、しっかりと形を維持している対照的な姿に注目していただきたい。

　まず第一に、アーシングをしていない左側の玉ねぎは、3日目からコップの水が濁り腐り始めた。それから約10日余りの間にひどい悪臭を放ち

ながら、白い泡を含んだ水がコップから溢れてしまい、机を濡らしてしまった。そして2週間後には机の上に溢れた水が濃い錆色を帯びて変色し、まるで瀕死の人間が血を流しているかのように悲惨な様子を演出していた。一方、アーシングをした右側の玉ねぎは3週間少しも崩れることもなく、きれいで透明な状態を維持し続けていた。アーシングをしていない玉ねぎの場合、玉ねぎが出す毒素が中和されないため、白い泡を吐き出し、それから約2週間は悪臭を漂わせ、腐ってしまった。しかしアーシングをした玉ねぎの場合は、アーシングを通して上がってくる自由電子が毒素を中和している。コップの水を人に例えるならば血液をサラサラに浄化して、一切臭いもせず清らかな姿を維持しているようなものだ。裸足ウォーキングをすると、地面の中の自由電子が上がってきて、赤血球のゼータ電位を上げ、血液をきれいにサラサラにしてくれることと同じ原理を見せてくれたというわけである。

　二番目に左側の玉ねぎは、はじめは右側の玉ねぎより根がもっと太くてしっかりしていたのだが、3日目が過ぎるころ右側のアーシングをした玉ねぎに5本の丈夫な根が生え始めた。しかしアーシングをしていない左側の玉ねぎには根が伸びてくる様子はいっこうに見えず、3週間が過ぎるとその違いはさらにはっきりしてきた。つまり、アーシングがされていない左側の玉ねぎは根が伸びるどころか、完全に腐ってしまった。アーシングをした玉ねぎは丈夫な根が5本生えて、3週間元気に育っていた。アーシングをした玉ねぎの場合、アーシングの生命力と増進に強い力を見せてくれた。この事実の理を拡張すれば、植物の水耕栽培を行う際、アーシングをした状態で育てれば、さらに多くの収穫量を得ることができるという蓋然性を示唆する。このことから人もアーシングをした状態で生きていくなら、その生命力や生殖能力がアーシングをせずに生きていくよりもずっと強化されることになるだろう。

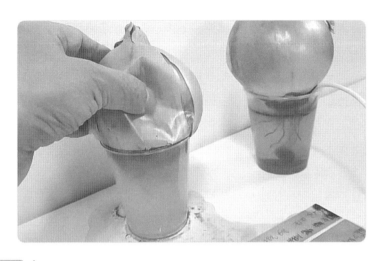

図21 | 腐って崩れてしまったアーシングなしの玉ねぎの様子

　三番目に左側のアーシングをしていない玉ねぎは、1週間が過ぎる頃から皮が裂け始めて、2週間目からはしわしわに縮み始め、3週目になる頃には本体が完全に崩れ落ちてしまった。しかしアーシングをした右側の玉ねぎは3週間前の状態のまま、きれいでしっかりした健康な姿を維持してきた。アーシングをしていない玉ねぎは1週間も経たずに腐敗してしまい、3週目になる4月27日に完全に崩れ落ちる様子を見せた。実際その玉ねぎを持ち上げて根を点検しようと握った瞬間、ポンと玉ねぎの本体が写真のようにすっぽりコップの中に入ってしまった。本体が完全に腐ったことが立証されたのだ。一方、アーシングをした玉ねぎはこれまでの3週間、生き生きと新しい根を張り、健康な生命力を見せている。実際、3週間が過ぎた4月27日まで、最初の元気な姿から少しも揺れ動くこともなく、手で握ってもしっかりして、丸々とした姿をはっきりと確認することができたのである。

　アーシングをしない玉ねぎが変化した3週間の姿は、もしかしたら一生を不導体のゴム底靴を履いて、家や職場でも高い建物やマンションに住み、一生地面とのアーシングが遮断されたまま生きていく。そして歳を重ねながら、さまざまな疾病により苦痛に喘ぎ、結局は病気になり

老いて、人生の最後を老人介護施設で苦しみながら終える様子を連想させる。

　一方、アーシングをした玉ねぎは、3週間前のきれいで健康な姿をそのまま維持している。活発な生命活動を続けているということを確認することができた。これは私たちも裸足で歩き、昼も寝る時も、アーシングパッドなどを通して、地面との繋がりを続けていく場合、健康な人生を歩めるのではないかと想像させてくれる。

　つまり、裸足で歩かなかったり、アーシングをしないまま生きていく人の場合は、何度もやってくる疾病の苦痛の中で、もがき苦しみ、また早く老けて、結果的に短い人生を終えてしまう。そして、その過程で大きな苦しみを経験し、周りの人にも言葉にできないほどの迷惑をかけてしまう、そのような状況が起きてしまうかもしれないということを私たちは覚えておく必要がある。

(2) 牛乳を利用したアーシング実験、腐敗と発酵の違い

　3週間の玉ねぎを使用したアーシング実験から、私たちはアーシングの可否による驚くべき違いを発見した。アーシングの可否が生命体の生理的生命活動に決定的な影響を及ぼすということを知ることができたというわけである。

　2回目の実験として、生命体ではないが私たちが飲む牛乳を使用して、常温においてアーシングをする場合とアーシングをしない場合に、どのような現象が起き、どのような違いが現れてくるのかを調べてみることにした。

　私は2020年4月17日、牛乳を購入して2つの透明なプラスチック製のコップに注ぎ、玉ねぎの実験と同様に左側のコップはアーシングをしない状態で置いておき、右側のコップはアースケーブルをその牛乳の中に入れておいた。そして10日が過ぎ、2週間が過ぎた結果は次のとおりだ。

　まず、アーシングしていない牛乳は始めの3,4日間、なんの変化もな

かった。その後、5日目になる日から牛乳の表面に白い斑点ができて、カビが生え始めたと思ったら、その日からカビの大きさが大きくなり、色も赤色へと変わり、結局青黒いカビの固まりへと変質した。

　一方、アーシングをした牛乳は2日目から牛乳の表面が黄色く変り始め、日が経つにつれてその色はさらに濃くなっていった。また時間が経つに連れて、さらに美しく変化していった。下にある実験開始から7日目までの3枚の写真の変化を見てもらいたい。(図22 － 24 参照)

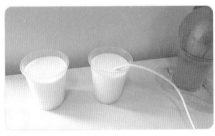 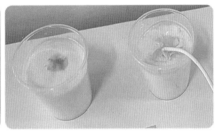

図22 ┃ 牛乳のアーシング実験当日　**図23** ┃ 牛乳のアーシング実験：7日目

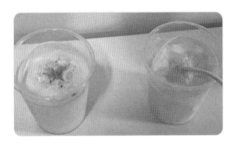

図24 ┃ 牛乳のアーシング実験：10日目

　また両方のコップに鼻を当てて臭いを嗅いでみたところ、アーシングをしていなかった牛乳はすでにカビが青く、または黒く生えている状態で、腐敗して腐った臭いを発していた。しかしアーシングをした黄色く発酵した牛乳はまるでチーズのように芳しくさっぱりした臭いが鼻をくすぐった。

まさに腐敗と発酵の違いであった。すなわち、アーシングをした牛乳は2日目から黄色く発酵が起こり始め、10日目、2週目まで芳しい香りを放っていたのだが、アーシングをしていなかった牛乳は4, 5日目から腐敗が始まり、その腐敗の速度が早まりながら10日目、2週目になると完全に腐ってしまった。(YouTube動画：朴東昌のアーシング実験2-牛乳のアーシング実験)

　牛乳を利用した10日間のアーシング実験は、玉ねぎの実験でも確認されたように、地面とのアーシングを通した自由電子の供給は生命体でも無生物でも生命の原則であり、発酵のような人体に有益な好循環の触媒ということがはっきりと確認できた。もしかしたら、私たちの実生活において醤油や味噌、キムチを漬けるとき、実験のようにアーシングをしたならば、発酵がうまく進み、味もずっとよくなるのではないかと推測してみた。

　実際、私たちの祖先はキムチを漬けた後、キムチを入れる壺を地面の中に埋めて保管していた。その場合、キムチの味にずっと深みが増しておいしくなり、また長期間保管することができたのも、まさに私たち祖先が考えた生活の知恵ではなかったのだろうか。つまり地面の中の自由電子が地面に埋められたキムチの壺を通して、その発酵過程を助けたということが、上の写真の変化のように明白に見えているからだ。私が牛乳を利用した10日間のアーシングの実験で確認した腐敗と発酵の違いが与えてくれる明らかな示唆点である。

(3) 金魚を利用したアーシング実験、排泄と力動性の違い

　生命体を利用したアーシング実験をするため、小さなプラスチックの水槽2つと金魚6匹を買い、3匹ずつに分けて水槽に入れた。そして右側の水槽にはアースケーブルを入れてアーシングを行い、左側の水槽にはアーシングをしないままにして置いた。

　実験開始の直後、右側のアーシングをした水槽の金魚はアースケーブ

ルの周りに集まり、静かにアーシングされている環境に適応している様子が観察できたのだが、アーシングをしていない水槽の金魚は非常に活発に動いていた。

　ところが２日経った後、２つの水槽の金魚たちの様子は完全に逆転してしまった。アーシングをしていない左側の水槽の金魚は静かになったのだが、アーシングをした右側の水槽の金魚は猛烈な早さで活発な活動を見せた。その違いは驚くべきほどはっきりしていた。実験の生理的効果をはっきりと比較して注視するために、何日間か餌を与えずにいたのだが、驚くべき現象はアーシングをした水槽の金魚は餌を与えていないのに活発な排泄活動を行い、水槽の底が黒く変わってしまうほどであったが、アーシングをしていない水槽の金魚は排泄活動がほとんどない状態を維持していた。

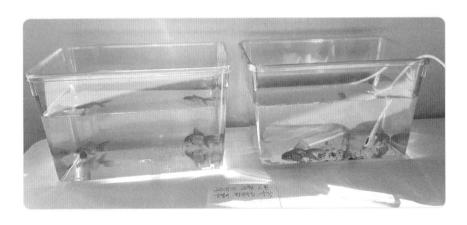

図25　金魚のアーシング実験：２日目

　活発な排泄活動は一体何を意味しているのか。まさにそれは活発な生命活動を証明し、アピールしていることだと言えるだろう。これは私たちが裸足で歩き始めれば、トイレに行く回数が１日１回から２，３回行くのと同じことである。便秘がなくなるだけでなく、黄金の便など快便現象だとも言えるのだ。当然、裸足で歩けばもっと活力が溢れ、生き生き

としてくる現象とアーシングをした金魚たちがアーシングをしていない金魚に比べて、活気ある姿を見せていることも同じことであると言える。

　この状態で長い間飢えさせるわけにもいかず、実験開始から5日目、金魚に餌を与えた。すると、アーシングをしている水槽の金魚は一瞬にして餌を全て食べてしまい、活発な生命力を見せてくれたのだが、アーシングをしていない左側の水槽の金魚は、まともに食べることもできず、ゆっくり動きながら、活力がひどく落ちてしまった姿を見せていた。(図26参照)

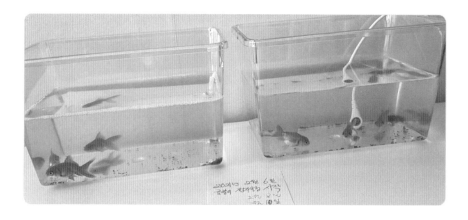

図26　金魚のアーシング実験：5日目

　私はこのような5日間の変化でアーシングの有無がもたらした2つのグループの金魚に生理的排泄活動と躍動性に著しい差が現れたことをはっきりと目撃することができた。そして、実際に2つの水槽の中でアーシングが行われているのかを確認する機械と電圧計で測定してみた。アーシングをしている水槽にアーシング確認機を繋げたところ、すぐに青い光がついた。一方でアーシングをしていない水槽は赤い光を維持し、アーシングがされていないのを確認することができた。(図27, 28参照)

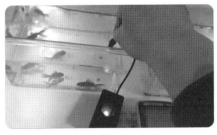

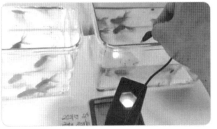

図 27	アーシングなしの水槽 赤い光

図 28	アーシングありの水槽 青い光

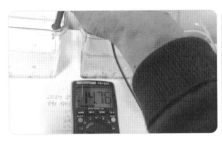

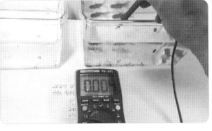

図 29	アーシングなしの水槽 14.76V

図 30	アーシングありの水槽 0.004V

　そして電圧計をつけて、アーシングしていない水槽の水の電圧を測定してみたところ、14.76V 程度の電圧が表示された。アーシングをした水槽の電圧は 0.004V でほとんど 0V に近い数値が確認された。(図 29, 30参照)

　結局アーシングをした水槽の金魚は、自然での水中と同じ電圧である0V 状態で活発な排泄活動と躍動的な姿を見せていたのだが、アーシングをしない水槽の金魚は、15V 程度の高電圧の中にいることで、まともな排泄もできず、また何日間も活力を取り戻すこともできずにいたのをはっきりと確認したのだ。同時にアーシングをしていない水槽の場合、約 10日過ぎたころから水に泡が立ち腐敗が始まったのだが、アーシングをした水槽の場合、泡はほとんどなく全体的にきれいな状態を維持していた。

金魚に酸素を供給せず水も入れ替えないなど、金魚の健康によくない状態のまま実験を続けることは、生命の倫理に反することだと判断し、2週間で金魚のアーシング実験を終了した。

　しかし、金魚のアーシング実験から得たものはとても大きかった。特に、始めの5日間は餌を与えないという限界状況下において、アーシングをした水槽の金魚は非常に活発で旺盛な排泄活動をし、始めよりもむしろ躍動感を見せたのだが、アーシングをしていない金魚は排泄など生理的活動自体がほとんど停止し、活動力が顕著に失われた状況を見せていたということだ。(YouTube 動画：朴東昌のアーシング実験4 – 金魚を利用したアーシング実験参考)。

　このようなアーシングをした金魚とアーシングをしない金魚の明確な違いは、鶏に例えれば自由に動き回る鶏と小屋の中の鶏の違いと比較することができる。また人に例えるなら裸足で歩く健康な人と不導体の靴を履いて生活し、地面とのアーシングが遮断されたまま、さまざまな疾病を抱えて生きていかざるを得ない、多くの現代人との違いを克明に示唆してくれたと言えるのである。

(4) ゴムの木を利用したアーシング実験、成長の逆転

　地球上に生きている全ての生物は、それぞれの秩序を持ち日光と空気、地面から生命の自由電子を受けながら生き、それぞれの生態環境の中で共存している。栄養素が豊富な木が不足している木に栄養を分けてあげるなど…。それはすべての木が日々、十分な栄養素が供給されることにより丈夫に育つことができるということを示唆している。木の栄養素とは、光合成をするための日光であり、十分な水である。当然地面の中から上がってくる生命の自由電子も必須栄養素といえるのである。

　2本のゴムの木を1本はアーシングをしていない植木鉢に、もう1本の木はアースケーブルを繋げた植木鉢に植えて、3か月間の実験を行ってみた。日光が当たる環境は同じで、水も毎週月曜日、同じ量を与えた

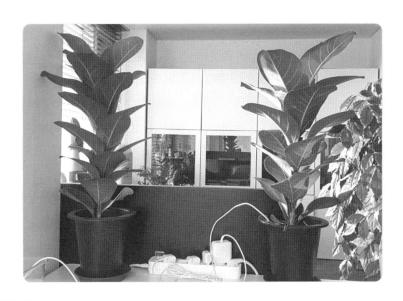

図 31 2021.2.12 実験を始めた日：右側のアーシングありの木が左側の
木より小さく背も低く、すこし弱々しい様子

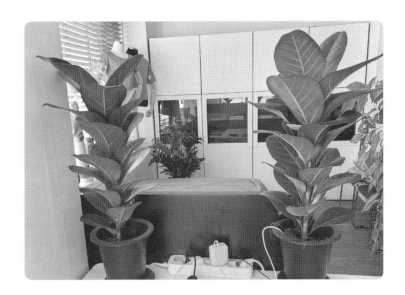

図 32 2021.5.12 実験を始めて 3 か月：右側のアーシングありの木がずっ
と大きく、葉もびっしり生えた様子

ため、ほかの成長条件は同様であり、唯一アーシングの有無だけに違い
をおいたわけである。

　アーシングしていない左側の木は、実験当初、アーシングを繋げた木
よりももっと大きかったのだが、実験をしている 3 か月間で相対的にもっ
と小さく細い樹冠に変ってしまった。しかしアーシングをした右側の木
はこの 3 か月間でアーシングをしていない木とは比べものにならないほ
ど、高さも伸び、また樹冠も大きく開き、葉も豊かに生い茂る姿を見せ
てくれた。

　しかし、このように 3 か月だけで、成長の速度と程度、そして外見で
も明らかな違いを見せることになった。この 3 か月間で変化した姿を実
験を始める当日に撮影した写真と、3 か月後に撮影した写真でもはっき
りとした違いを見ることができる。またこの 3 か月の変化を 6 分 20 秒
にわたる YouTube の動画から確認することができる (YouTube 動画：朴
東昌のアーシング実験 5−ゴムの木のアーシング実験)。

　驚くことではないか。玉ねぎのアーシング実験でアーシングをしない
玉ねぎは、3 週間で完全に腐ってつぶれてしまい、アーシングをした玉
ねぎは、5 本の根を新たに下ろしたまま堂々とした姿で健康に生きてい
る様子を見せていた。牛乳もアーシングをしない牛乳は、5 日目からカ
ビが生え始め、10 日経つと完全に腐敗してしまったが、アーシングをし
た牛乳は、2 日目から黄色く発酵し始め、芳しい香りを放ちながら、黄
色くチーズ発酵するという、不思議な様子を見せてくれた。そして金魚
の場合、アーシングをしていない 3 匹の金魚は、最初はずっと元気な様
子であったのだが、エサを与えずにいた 5 日間、ほとんど排泄活動をす
ることなく、日が経つにつれて躍動感が明らかに落ちてしまった。その
反面アーシングをした金魚は、はじめはアース線の周囲を静かに泳ぎ、
新しい環境に慣れたと思ったら、エサを与えない 5 日間に真っ黒い宿便
を排出するなど活発に排泄活動を行った。また、日が経つにつれて、さ
らに生き生きとした様子をしっかりと目撃することができた。エサを与
え始めた 5 日目に、アーシングをしない金魚はエサをほとんどまともに

食べれらなかったさえ、アーシングをした金魚はエサを与えたとたん、我先に食べようと元気に動き回り、一瞬にして食べてしまったというその躍動感の違いは一生忘れることはないであろう。

　3か月間にわたるゴムの木のアーシング実験でも、アーシングをするかしないかによりはっきりとした違いを見せてくれた。地中から上がってくる自由電子の可否が生命体にも無機物にもこのように明らかな違いを作り出すことに、私たちはその自由電子がまさに生命の自由電子であることを改めて確認したのである。特にアーシングをしていない植木鉢は 2.45V 程度、アーシングをした植木鉢は電圧 0V という違いを見せている通り、2.45V という高い電圧の中で生きているゴムの木の弱々しさと、0V という安定した生態環境で生きているアーシングをしたゴムの木が大きく成長した様子は、アーシングのあるなしの違いがこんなにも大きいということを示唆している。

　もしかしたら靴を履いて生きているほとんどの人が、普段 200-600mV の高電圧の中で地面から生命の自由電子の供給を受けることができず生きていくことで、アーシングしていない玉ねぎが腐れ落ちたように、アーシングしていない金魚の気力が衰えたように、アーシングしていないゴムの木の樹冠が細くなったような人生になるではないかと懸念される。もしかすると多くの人が疾病の苦痛の中に投げ込まれている現実の姿は、まさにアーシングの遮断による欠乏 electron deficiency 状態により始まるのではないかと、もう一度改めて振り返ってみる機会となった。

　結局、裸足で歩き地面の中から生命の自由電子を受けて、健康で躍動感溢れた若さを維持した人生を歩むのか、あるいは地面とのアーシングを遮断した状態で老いていきながら病にかかり、苦しい人生を歩むのか、その判断と選択は読者それぞれがする自分の役目だと言えるだろう。

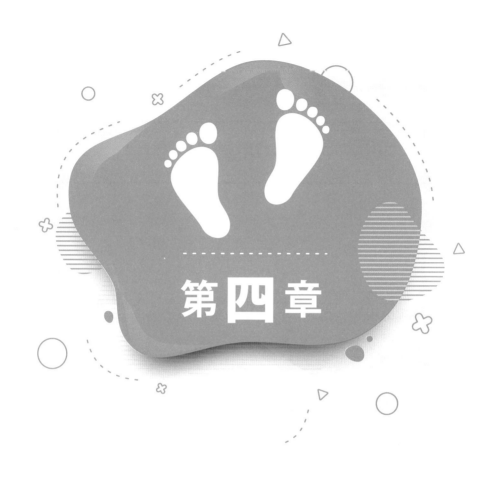

第四章

裸足ウォーキングとアーシング
5つの天然治癒薬

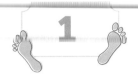

天然の抗酸化剤

(1) 万病の根元である活性酸素の除去が治癒の核心

　毎日、人が生きているということは、奇跡だ。それは第一に太陽が私たちを照らしていること。第二に酸素により息を吸うことができること。第三に万物が成長する大地と土があるからだ。しかし私たちはそのありがたさを忘れて生きている。

　特に空気の中に酸素がなければ、わずかな時間でも生きることができないのに、私たちはその絶対的なありがたさを忘れて生きている。それだけなく、さらに酸素を吸い込んだ後に発生する残りカスである活性酸素の弊害もそれほど知らずに暮らしている。ここに私たちの健康な人生を決定づける2つの相反する大きな要因が同時に存在するという人生の皮肉さがある。

　呼吸を通して私たちの体の中に入ってくる酸素は、私たちの体の隅々まで運ばれエネルギーを作るのに使われる。細胞の中に存在しエネルギーを作る器官であるミトコンドリアは酸素を利用してエネルギーを発生させる。しかしこの過程で活性酸素という副産物も生み出す。簡単に言うと、自動車が燃料を燃やして走る過程において、副産物である排気ガスが出るのと同様である。活性酸素は私たちが生きていくのに、仕方なく発生する生活のカスのようなものだ。しかし、この活性酸素を直ちに排

出しなければ、体の中は悪い排気ガスで満たされてしまい、体は助けてくれと不平を言うようになるのである。その結果としてさまざまな皮膚病、おでき、脱毛などという形で表に出てくる。しかし、この問題を解決せず放置すれば、細胞を変異させてしまうがんの腫瘍として現れてしまい、心血管疾患の原因として急変することになるのだ。

　また、活性酸素は生化学的に非常に不安定な物質であるため、細胞と血液の中の脂肪が活性酸素の作用によって酸化し、過酸化脂質になり老化の主犯となる。開封してから長時間過ぎた油が劣化してしまい、匂いがするのも酸素により脂肪が酸化して現れる現象である。

　斗山百科は「現代人の疾病のうち、約 90% が活性酸素と関連していると知られている。具体的にはがん・動脈硬化症・糖尿病・脳卒中・心筋梗塞・肝炎・腎炎・アトピー性皮膚炎・パーキンソン病、紫外線と放射線による疾病などがある。従ってこのような疾病にかからないようにするためには体内の活性酸素をなくせばいい。」と記述している。

　しかし、活性酸素をなくすための方法に対して、如何なる医学書籍も明確な答えを出していない。ただ単に活性酸素を除去することができる物質が含まれている食品や薬品である抗酸化剤をたくさん摂取するように勧めるだけである。例えばビタミン C やビタミン E またはそれらが含まれている果物や野菜などを勧めている程度に過ぎない。根本的にそれを除去する方法は知られていないのである。

　だが、私たちは知っている。私たちの創造主は私たち人間が健康に生きていくことができるよう、大地を裸足で踏んで走り回り、体内の正 (+)電荷を帯びた活性酸素が地面の中の負電荷 (−) を帯びた自由電子と出会うと、すぐに中和されて、消滅させることができる装置を用意なされたことを…。

　アメリカのマイアミ大学ミラー医科大学名誉教授キャロル・デービス博士 Dr. Carol Davis は「体の中で生成される活性酸素が安定性を維持するには、お互いを繋げることのできる『電子』をみつけなければいけない。

　しかし、そのような電子は特定の食べ物やビタミンなどに存在する。

それ以外には私たちの足元の土の中に莫大な量の自由電子が存在している。もし、私たちが地面とのアーシングが遮断され、自由電子を確保できなければ、活性酸素は健康な細胞組織を攻撃し、この細胞から電子を奪うことになる。その結果は何よりも感染や炎症として現れる。」と述べている。

　しかし、賢い現代人が19世紀に入りゴムを発明し、靴の底に不導体であるゴムを敷き始めたことから、私たちの体の中の自由電子の流入通路、つまり活性酸素の排出通路を塞いでしまったのだ。その結果、皮肉にもグローバル製薬産業と医療関連事業は飛躍的に発展を遂げ、莫大な富を築き上げることになった。

　私たちが忘れてはならないことは、万病の根元である活性酸素を取り除くことが「疾病の苦痛がない健康な社会」を成し遂げる核心である、それはまさに裸足ウォーキングとアーシングにより完成するということである。

(2) 裸足ウォーキングはがん患者を救う最適の道

　2001年のあるTV番組と2008年11月ある月刊紙の記事によるとイ・ジュソンさん(71歳男性)は肝臓がん末期にリンパ腺がん、肺がんと全身にがん細胞が広がってしまい、これ以上治療が不可能となり、1か月しか生きられないと病院から余命宣告を受けて、強制的に病院から退院させられた。イ・ジュソンさんは最後に残された時も短いことだし、それならば家の裏にある清渓山で死のうと思い、毎日、清渓山に登り、一日中裸足で歩きまわりながら過ごした。ところが1か月後に死ぬどころか数か月後には肝臓が再生され、全身のがん細胞がすべて消滅してしまったという驚くべき治癒の奇跡を見せてくれたのだ。

　「裸足ウォーキング森林ヒーリングスクール」の会員であるキム・ヨンスクさん(62歳女性)も裸足ウォーキングを3か月しただけで、治療に1年かかると言われていた非ホジキンリンパ腫血液がんの抗がん剤治療

と臨床治療を6か月で終えて「血液がんが治った。」という主治医の診断を受けた。それだけでなく、これまで1年間服用し続けてきた甲状腺機能低下症の薬は、もう必要ではないという診断まで受けたのである。これ以外にも「裸足ウォーキング森林ヒーリングスクール」の会員たちの中にはさまざまながんの治療事例が続けて報告されている。

　森の中を裸足で歩くと、第一に指圧 reflexology 効果と足裏のアーチの血液ポンピング blood pumping 効果により血行が旺盛になる。従って体の免疫体系が強化され、がん細胞が生きることのできない健康な生理的環境が整うからだ。第二に、アーシング効果でがんなど現代文明病の発病の原因である体内の活性酸素が中和・消滅することによって、変型していたがん細胞自体を正常な細胞に復元してしまうからだ。

　これはもしかしたら、注射を1回打つのに1千万ウォンを超え、その治癒の領域と確立が非常に限られている(一部のがんにだけ使用でき、治癒の確立も30%程度に過ぎない)だけでなく、再発したりもするという、いわゆる「人工の免疫抗がん剤」よりもずっと安全であると言える。さらに一切の費用が伴わないだけでなく、どんな種類のがんにでも、すべて効果があると言える「天然の免疫抗がん剤」を注射するのと同じ効果をもたらしてくれるのである。

　しかし、私たち周辺には裸足ウォーキングの奇跡を知らないままがんで死亡したり、がんによって苦労をしている多くの人の絶望的な話が絶えず聞こえてくる。そのたびにその人が私たちの「裸足ウォーキング森林ヒーリングスクール」を早くから知り、私たちと一緒に裸足で歩いていたのならば、命を助けることができ、また治癒の喜びを享受することができたはずだという無念さで心が痛んだりする。

　ついこの間もある歌手の方が、肺がん末期により余命わずかな人生を送っているという非常に残念なニュースを聞いた。彼は酒とタバコを一切飲まないほど自己管理に徹底していたという話とともに…。

　通常、肺がんを誘発する決定的な要因としてタバコをあげるのだが、彼はタバコも吸ってはいなかった。それだけでなく酒も飲まないなど自

己管理を徹底して行っていたのに、なぜがんにかかってしまったのかといっ質問が生まれる。このような疑問は執務室の上の階に専用トレーニングジムをつくり、時間があればトレッドミルの上を走り、毎日体にいい食べ物を食べ、周りの人々にも善意を施すよい行いを続けていた LG グループの故・具本茂 (ク・ボンム) 会長が脳腫瘍により 70 代始めという若さで亡くなってしまったときや、また毎日のように漢江沿いを走り、真面目で積極的に運動をしていた高校時代の同期が、ある朝いつものように運動靴を履いてジョギングしている時、突然の心停止により死亡したと聞いたときに持った疑問と一脈相通じるところがある。結局、肺がんの原因がタバコのせいでもなく、脳腫瘍や急性心停止の原因が運動不足のせいでもないことが上の事例が証明しているのである。

　それならば、がんや脳腫瘍、急性心停止の発病の本当の理由は何であろうか。

　靴を履いて生活することで地面や土とのアーシングが遮断され、活性酸素が体の外に排出されず体内を廻る。そして体の電圧を上昇させて、正常な細胞を攻撃し、がん細胞へと急変させてしまうことで、肺にがんが発生したり脳に腫瘍ができてしまうという推論が可能である。

　また、靴を履きアーシングが遮断されたまま運動をすることで、地中の負電荷を帯びた自由電子を体内に取り入れることができず赤血球の表面電荷 (ゼータ電位) が低くなる。それで血液がドロドロになってしまい、結果的に血栓が形成される。それが血管を廻っている間に、狭くなってしまった心臓の血管に詰まってしまうことで、心臓麻痺による心停止で急死してしまうことも起こると述べた。

　また、体が地面とアーシングできないことにより心臓拍動の電気的信号体系にいつからか深刻な錯乱が発生し、不整脈という死の死者が突然襲いかかり、死亡に至らしめると推測することが可能である。

　結局、地面との電気的な交わりを遮断するゴム底と足裏のアーチ機能を無力化させてしまうインソール、つまり、靴、運動靴、登山靴などを脱いで、裸足で土の上を歩かなければいけない。しかし、忙しい現代生

活で、また全ての道がアスファルトとセメントで舗装されている現在において、一日中裸足で生活すること自体が現実的に不可能である。それであるがゆえに、少なくとも1日に1, 2時間、そして、2か月以上を毎日裸足で歩かなければいけない。そのように土の道での裸足ウォーキングを生活化させた場合、人類の宿願である「疾病の苦痛がない健康な生活」をして暮らすことができるという事実を私たち市民はもちろんのこと、国民、さらには世界全体の人類に広く知らしめ、啓蒙していくつもりである。

(3) 裸足ウォーキングは高価な免疫抗がん剤よりもさらに強力な治療剤

　2018年10月1日、スウェーデンノーベル委員会はノーベル医学賞の受賞者としてジェームズ・P・アリソン James P. Allison アメリカテキサス大学MDアンダーソンがんセンター免疫学博士と本庶佑、日本京都大学分子免疫学名誉教授が選ばれたと発表した。受賞者の2人はがん細胞が免疫細胞をどのように無力化させ生き残るのか、その過程を明らかにすることで、がん細胞の妨害工作を突き破って免疫細胞が本来の機能を維持し、がんを確実に攻撃する、いわゆる「免疫抗がん剤」開発の根拠を発見したというのである。

　それはすでに体内で存在している免疫細胞ががん細胞に騙されることなく、自己の能力を活性化させて、がんを攻撃させるのだが、これはまるで軍隊を強くして、戦争で勝利する方法と同じだ。この受賞者たちの研究において、がん細胞が攻撃主力軍であるT免疫細胞にタンパク質を加え、がん細胞を探させ攻撃するスイッチを無力にしてしまうということを発見した。そのスイッチがまさにCTLA-1とかPD-1と言われる2人の受賞者が発見したものである。

　これががん細胞の戦術を遮断した免疫抗がん剤である。がん細胞が偽装回避工作を行うことができないようにし、T免疫細胞がしっかりと機

能するようにした。強くなった免疫細胞は本来の通り、がん細胞を見つけ出して攻撃し、殺すのだ。免疫抗がん剤の投与後、患者の30%程度にこれまでの治療で効果がなかったがんがなくなったり、減少するという効果が表れたということだ。しかし、薬の価格が1年に数千万ウォンから億単位に至る高価なものであるという。

　上のニュースを詳しく読んでみると、ノーベル賞の受賞者は免疫細胞が活性化するように、またがん細胞により、その攻撃力を遮断されないようにするスイッチを発見したことで、免疫細胞ががん細胞をしっかりと攻撃することができるようにするメカニズムを見つけ出したのだ。しかし、これはある意味、私たちが森林裸足ウォーキングをすることで自然と生成される免疫機能強化のメカニズムと大きく変らないのではないかと考える。

　裸足ウォーキングの指圧効果を通して血液循環が盛んになり、それにより体の免疫体系が強化されるだけでなく、アーシング効果を通してがん細胞の生成の根元である活性酸素を消滅させることで、結果的にがん細胞も消滅され、同時に私たちの体の免疫機能を強化させる治癒のシステムと大きく違うところはない。要するに、裸足ウォーキングを通して免疫抗がん剤が自然に発生、強化されてがんを予防するだけでなく、できたがんもすぐに治ってしまう、私たちの裸足ウォーキングの治癒のメカニズムと大きく変らないと思うのである。

　先のノーベル医学賞の受賞者は、医学的な免疫抗がん剤という薬を作り出して投与することによってがん患者の免疫機能を強化させ、がん細胞を殺すという薬品を作り出したのだ。しかし、私たちはいかなる薬を使わずとも、ただ裸足ウォーキングを通して、生命の自由電子を受け取ると同時に身体内部の各臓器の力を強化し、自然の免疫抗がん剤を生成しているのである。

　「裸足ウォーキング市民運動本部」の会員であるイ・ヨンジュさん(68歳女性)のように、2017年から裸足で大母山を毎日歩き始め、たった2か月で甲状腺腫瘍が3cmから1.6cmと半分に減少したという効果を得る

ことができた。それから3年が経ち、最近病院から完治したという診断を受けることができた。またチェ・スンレさん(63歳女性)もやはり3年前乳がんと診断された時の腫瘍の大きさが8mmであったのだが、裸足ウォーキングの後、1年で腫瘍の大きさが3mmまで減少した。チョ・ビョンモクさん(73歳男性)もやはり血糖値が350-370mg/dLの間を上下している重症糖尿病だけでなく、甲状腺がんにより甲状腺2つを全て除去しなければならない手術の予定日まで決められていた。その甲状腺がんの状態から手術の代わりに森林裸足ウォーキングによって、その2つの重い症状の病が完全に治癒してしまうという驚くべき事例を証言している。

　このような「裸足ウォーキング市民運動本部」の会員たちが患ってきたがんの治療結果と展開は、裸足ウォーキングとそれに伴うアーシングが自然に私たちの体にある免疫抗がん剤を活性化させ強化した結果の産物であると結論を下すことができるのではないだろうか。

　実際、世界全体のがん死亡者数が年間で約960万人に至るほど、多くの人ががんによって死亡している(韓国だけで死亡者数が年間約8万人近くいる)。闘病生活により人々が苦痛を受けているところに、先ほどのノーベル医学賞受賞者の功績により、免疫抗がん剤が開発され、またそのおかげで相当数のがん患者たちの一部が治療の効果を受けることができたことは、本当に幸いなことであるが、現在、その薬の価格が1年に数千万ウォンから億の桁に至るほど高価であるため、庶民には手が届かず、心残りがないとは言えない。

　従ってがんを事前に予防しようと考える方々はもちろん、今、がんにより苦痛に喘いでいる患者の方々は「土が生命を生かす」ということを固く信じる心と信念により、生命の森林の中を裸足で歩いて、アーシングをしなければならない。

　一方、関連医学界でも森林裸足ウォーキングとがん治癒のメカニズムに対して体系的に研究をし、またそれを立証していくことを公にして提案してきた。治癒にかかる費用がノーベル賞の受賞者たちの免疫抗が

ん剤は数千万ウォンから億の桁が必要となるのだが、私たちの森林裸足ウォーキングは費用がほとんどかからないということに大きな違いがあり、ノーベル賞の受賞者たちの免疫抗がん剤は、現在、患者の30%程度だけその治癒の効果を見せているのだが、私たちの森林裸足ウォーキングの場合は毎日森の中を裸足で歩いて、一定の時間をアーシングするだけである。また、摂生を怠らないという条件を満たすことができた場合、それよりずっと高い治癒率を見せているため、その違いはさらに大きいものであると言える。

　それに加えて、私たちの森林裸足ウォーキングにより生成される免疫抗がん剤はノーベル賞の受賞者たちの薬よりも、もっと強力な理由がある。森の中を裸足で歩いてアーシングをすれば、すぐにきれいな血が全身を力強く駆け巡り、体と心をきれいに純化させてくれる。また前向きな考え方、感謝する心、幸せな気持ちで満たされるため、私たち自身の体と心が安定する。そして、未来に対し肯定的な希望が高まるのである。森の中を裸足で歩いてアーシングをする時、がん細胞の突然変異の原因であった活性酸素が中和されることで、がん細胞が自然に正常な細胞へと変えられて、消滅してしまうという環境が醸成され創出されるのである。

　まさに私たちの森林裸足ウォーキングによって天然の力で生成された免疫抗がん剤の方が、ノーベル賞の受賞者たちが人工的に作った免疫抗がん剤より、その効果の面においてずっと強力でしかない理由でもある。

(4) 裸足ウォーキングとアーシングこそが抗がんの正しい道

　大母山で治癒の証言をしてくれたユ・グワンヨンさん(57歳男性)の明るい顔と元気な声が耳を離れず、ずっと口元に笑みを浮かべさせてくれる(YouTubeの動画:裸足ウォーキング治療の事例35−ユ・グワンヨン編参考)。彼は胃がんの手術後、3日目になる日から全ての薬の服用を自らやめて、ひたすら裸足ウォーキングと菜食に専念して、健康な体を作りあげた。また、手術から3週間後、病院でがんの再発を防ぐための抗が

ん剤治療をした方がいいと何度も勧められたのだが、それを断った。通常、病院の医者が勧めれば、当然それに従わなければいけないと思う私たちの世代の考え方から見れば、病院の勧めを断ることは、そう簡単なことではないと思える。さらに主治医に抗がん剤治療を受けることで、再発はしないと言われたら、それに逆らうことは決して簡単ではなかったはずである。

　実際に今まで私を訪ねて大母山まで来られたがん患者の中には40回の抗がん剤治療をしたという方もいらっしゃった。なかには何と80回もの抗がん剤治療により、顔が黄色くなり黄疸になってしまった方もいらっしゃった。このように抗がん剤治療に疲れきった残念な方々の痛ましい姿と眼差しが今でもずっと瞼に浮かんでは消える。もしユ・グワンヨンさんも主治医の指示に従い抗がん剤治療を始めていたとしたら、どうなっていたのか想像に難くない。果たして今のように健康な姿で堂々と大母山で治癒の証言を話すことができたのだろうか。

　その時、病院では胃がん手術の直後、手術でがん細胞がきれいに除去されたと話をした。しかし、その3週間後には、今すぐ抗がん剤治療を受けなければ、1，2年後にがんが再発する可能性が高いと話したというのだ。一体、どういうことなのか理解に苦しむ。がん細胞がきれいに除去されて、まだがんが再発してもいないのに、つまり、たった今、がん細胞が手術により全て除去されたばかりだというのに、抗がん剤治療を受けなければならないというのは、一見矛盾しているのではないかと思う。

　健全な常識の観点から見れば、がんの手術から3週間後の患者で特に手術が成功して、がんがまったく見えない場合には、抗がん剤治療を勧めるよりは、むしろこれからがんが再発しないように、手術後の健康管理と摂取する食べ物など、体の養生に留意するように教え、教育すべきではないかという気もする。

　ここで私たちは現代医学の肯定的な点とその限界が同時に突き当たることになる。がんの腫瘍が発見された時、手術によりがんをきれいに切

り取る。それが驚くべき医療技術の発展という肯定的な点である。だからその手術の後、裸足ウォーキングと菜食の養生により完璧な健康を回復することになるのだが、ユ・グワンヨンさんの治癒はまさに現代医学と裸足ウォーキングが協力しあった肯定的な結果であるわけだ。

一方、手術後、病に関連した原因を解消しようとする努力より、ひたすら対症療法用の薬と注射剤にだけ完全に依存する治療方法に現代医学が陥没してしまったのではないかという疑問が、まさにその限界である。

常識的に有能な医者は、担当する患者のがんや疾病の原因が何であるのか、そしてその原因を根本的に解消する方法が何であるのか。それについて絶えず悩むのは、当然のことではないかと思う。それがヒポクラテスの誓いに従う現代医学が歩むべき道でなければいけないからである。

ここで私たちは裸足ウォーキングの「単純・容易・無害・無料」の驚異的な治癒のメカニズムに現代医学界はもちろん、私たちは改めて視線を向けなければいけない。それは裸足で歩き地面とアーシングをする場合、地中に存在する無限の自由電子が体内に入ってきて、全てのがんの原因である活性酸素を中和し、消滅させる治癒のメカニズムのことである。

細胞の原子核の外側にある軌道をペアを成して回っている電子の中の一つが、片方の電子を失えば、その電子はすぐに非常に不安定な状態の活性酸素へと変化しながら、ほかの細胞を攻撃しその細胞が持っていた電子を奪う連鎖反応が起こる。そしてその結果として正常な細胞が攻撃を受けて、炎症が起こり、ついにはその炎症ががんや高血圧など慢性疾病へと進展する。

だが裸足ウォーキングとアーシングを通して地中の自由電子を体内に供給し続けることにより、ペアを失ってしまった電子に新たな電子を供給することになり、その結果としてがんなど慢性疾病の原因である活性酸素が中和され、解消される。

斗山百科は「現代人の疾病の中の約90%が活性酸素と関連があると言われていて、具体的にはがん・動脈硬化症・糖尿病・脳卒中・心筋梗塞・肝炎・腎炎・アトピー性皮膚炎・パーキンソン病、紫外線と放射線による

疾病などがある。従ってこのような疾病にかからないようにするためには体内の活性酸素をなくせばよい。活性酸素をなくしてくれる抗酸化物質にはビタミンE・ビタミンC・尿酸・ビリルビン・グルタチオン・カロテンなどが含まれる。このような抗酸化物質を自然な方法により摂取すれば大きな効果がある。」と記述している。

　しかし、休まず生成される活性酸素を続けて中和させ消滅させるには、後者の抗酸化物質だけでは役不足である。むしろ裸足ウォーキングとアーシングを通して地中にある無限の自由電子を体内に受け入れさえすれば、そのような疾病の原因が根本から解消され、癒されるということを知らなければならない。それも一銭も費用がかからないのだ。

　結局、答えは裸足ウォーキングとアーシングである。だから事実上24時間、1年365日、地面とのアーシングが遮断されたまま生きている私たち現代人たちの生活様式をいつでも裸足で土を踏んでアーシングができるように改善していかなければならない。がんの手術後、特にがんが手術によってきれいに除去された場合、抗がん剤治療の代わりに裸足ウォーキングとアーシングをして、がんの再発を根元から防ぐべきなのである。

(5) がんと闘病するのか治療するのか。これが問題だ

　2020年7月13日、アメリカの有名な俳優ジョン・トラボルタ。彼の夫人であり女優でもあるケリー・プレストンが57歳で亡くなったというニュースがあった。そのなかで「彼女が多くの人の愛と励ましの中で乳がんに立ち向かい2年間、勇敢に戦ったが結局、彼女は戦いに破れた。」と重い心情を明らかにしている。

　続いてジョン・トラボルタはMDアンダーソンがんセンターの主治医と看護師たちにも感謝しているという話を伝えていた。この訃報の内容を整理してみると、ジョン・トラボルタの夫人ケリー・プレストンは乳がんが発病してからの2年間、MDアンダーソンがんセンターとその他の

病院において治療を受けてきた。つまり、彼女は現代医学の処方と処置を受けながら、「がんとの戦い」を続けてきたのだ。

　先ほどのジョン・トラボルタのメッセージを聞いて、私は日本の医学博士である安保徹教授などが共著した『私たちが知らなかった免疫革命の驚くべき秘密』という本のタイトルを思い出した。「日本では毎年33万人のがん患者が命を落しているのだが、この時、遺族はがんのせいで死んだと固く信じている。しかし、その内の80% に至る26万人はがんではなく、猛毒性の抗がん剤の投与、放射線の照射、不必要な手術などといったがん治療に伴う重い副作用により死亡している。」という内容である。もしかしたらケリー・プレストンもがんのせいでというよりも、がん細胞を殺すために行う抗がん治療の副作用などのせいで、結局その戦いに勝つことができずに亡くなったのではないかと考えるのである。

　私たちは病気になった時、その病に立ち向かう闘病を行うのか、あるいはその病の原因を見つけ出し、その原因を解消する治病を行うのか大事な選択の分かれ道に立たされる。現代医学による処方と処置、特にがん細胞との戦いは、まさに猛毒性の抗がん剤の投与に伴うさまざまな副作用に耐えられるのか、耐えられないのかの問題に至り、そのような戦いは勇気ある戦いを前提としているのだ。抗がん剤治療は大変な副作用を随伴し、がん細胞はもちろん正常な細胞まで攻撃をするからである。

　よって患者はその治療過程に大きな苦痛を味わうことになる。患者ががんに勝つ成功率はその種類によって、また各国々の医療技術により異なってくる。過去、MD アンダーソンがんセンターに勤務していたキム・ウィソン博士は、特定のがんに最もよく効く薬を5種類ほど選定し、患者にその中から2, 3種類の薬を直接選ばせるように勧めたそうである。そして、その成功率は約 30–50% 程度であるということであった。

　一方、「裸足ウォーキング市民運動本部」の会員たちが行う治癒方法はがんと戦い抜くというのではない。私たちはがんの根元が活性酸素ということに着眼し、その原因である活性酸素を中和し、消滅させることにより、がんを根元から解消することにピントを合わせているのである。

その過程で病院の抗がん剤治療を並行していくのか、そうしないのかということは、病院の診断結果による各自の判断と選択の問題である。これは私たちががんと戦う、闘病を行うのではなく、原因を解消することで、がんが自ら消滅するようにその病を管理、つまり治病をするという意味である。

　ケリー・プレストンのような乳がんで苦労していたチェ・スンレさん(63歳女性)の場合、2016年に乳がんを発見した後、裸足で歩くなどのさまざまな自然治癒の努力を行っていたのだが、家族の勧めを振り切ることができず、2017年11月に手術を行った。その過程で始めは8mmだった腫瘍が3mmに減少していたということを確認し、むしろ手術をせずに裸足で歩き続けておけばよかったと後悔していると話してくれた。チェ・スンレさんは手術後にも毎日裸足で歩く生活を実践するため、家を楊平 の森の方へと引っ越し、一日も欠かさず裸足で森の中を歩き生活してきた結果、2019年3月に受けた病院の検査では、体が驚くほどきれいになったという診断を受けた。(YouTube動画：裸足ウォーキング治癒の事例11−チェ・スンレ編参考)。

　2015年に乳がんの手術を受けた後の2017年から裸足ウォーキングを始めたキム・テスクさん(63歳女性)も同様である。その後、常に養生に気をつけながら、一日も欠かさず裸足で歩き、2020年6月に病院からの完治の診断を受けたのである。全ての検査でがんの痕跡さえも見つけることができないほど完璧な治癒を成し遂げたという吉報であった(YouTube動画：裸足ウォーキング 治癒の事例30−キム・テスク編参考)。

　二人とも一次医療病院で手術を受けたのだが、その後、がんと闘病するのではなく根元から無くそうと、その原因である活性酸素を中和させ、治病に成功した過程を踏んだと言えるのである。

　ここで私たちは新たな考えに至る。まさにがんは勇気ある戦い、つまり闘病 courageous fight の対象ではなく、その原因を解消し管理する。つまり治病の対象であるということだ。

　がん細胞と戦うため攻撃し、殺すことは正常な細胞まで攻撃し、逆に

大きな被害を与えるという事実を私たちは経験から知っている。だから医学博士の安保徹教授などは、患者かがんのせいではなく抗がん剤治療や放射能治療の副作用のせいで亡くなっていっていると主張しているのである。

　皆さんはもしがんにかかった友人や家族がいたら、この勇気ある闘病を勧めるだろうか、あるいは、静かにがんを根元から消滅させる裸足ウォーキングとアーシングを通して治病の過程を踏むように勧めるだろうか。その選択は私たち各自にかかっている。そしてここで私たちが改めて強調すべきことは、土、また母なる大地はいつでも十分な生命のエネルギーをもって私たちを待っているということである。

　そして誰でも土に、母なる大地に帰り、裸足で歩き、遊び、楽しむことだけで、自然に治癒の過程を成し遂げることができるという事実があり、それがまさに創造主が準備された治病の理なのである。

天然の抗凝固薬

(1) 裸足ウォーキングは害のない天然のアスピリンを摂取する道

　アスピリンは血液をきれいにしてくれるいい薬だと医者が毎日飲むように勧めてくる薬である。それで 60 代を超える人や心臓疾病などの持病がある人は、それを服用してきた。ところが最近、医学界の一部において、そのアスピリンが脳出血の原因となっている可能性があるという意見が出始めた。韓国内のマスコミでもそのようなジレンマを報道したことがある。

　果たして、この世に溢れるほど存在し、私たちが服用している薬は人体にすべて肯定的なものなのだろうか。もしアスピリンのように一時的な処方ではなく、常時服用する薬の場合、否定的な面はないのだろうか。そして、もし薬を飲んで起こる副作用を解消するため、また別の薬を飲まなければいけない状況に至るのではないのかなど、そういった疑問が後を絶たない。

　本当に私たちは薬を飲むことで体に起こる問題などが改善され治癒されるのであろうか。なぜ血液がきれいにならずドロドロして、それが原因となり心血管疾患と脳疾患が起こるのだろうか。また、それは薬を飲まないで根本的に予防する方法は果たしてないのだろうか。

先に第三章で述べた通り 2013 年 2 月 14 日、アメリカの代替医学誌に発表されたアメリカの工学物理学者ガエタン・シュヴァリエ博士と心臓医学者シナトラ博士などの『人間の体へのアーシングは血液の粘性を薄めてくれる−心血管疾患の主な要因 Earthing (Grounding) the Human Body Reduces Blood Viscosity—a Major Factor in Cardiovascular Disease』という論文に注目してみたい。シュヴァリエ博士とシナトラ博士は論文の序論で「人間の体を土の表面に直接接触させることは、さまざまな種類の心血管疾患の危険要因に対する有益な効果など、人間の生理と健康に非常に興味深い効果をもたらすということが明らかになった。」と述べている。そして、「アーシングをした全ての被験者で赤血球の表面電荷であるゼータ電位 (注 : 粒子の間の反発力の大きさを単位で表したもの) が平均 2.7 倍高まり、血液の粘性と凝集現象 clumping が著しく緩和した。アーシングは心血管疾患の危険を防止し、減少させることができる最も単純で最も根本的な処置であることが確認できた。」と結論を下した。

　そしてシナトラ博士はこれとは別の『アーシングが心臓に及ぼす効果 How earthing benefits the heart』で「私とほかの研究者が 10 人の健康な人を対象にしてアーシング器具を利用し、アーシング前と 2 時間アーシングをした後の血液を採取し、暗視野顕微鏡 dark-field microscope を装着したビデオカメラを利用し、この映像を分析した結果「アーシングは血液の粘性を低くすると同時に血流を改善した」ことを確認した。つまり、赤血球はゼータ電位が増加して血液の粘性が下がったことを明白に示した。2 時間だけのアーシングによる重要な変化は、1 日 2 時間ずつ裸足で森林を歩けば心臓麻痺や脳出血になる危険を予防してくれるということを示唆している。」と明らかにした。

　しかし、上記のような重要な論文が発表されてから 8 年が過ぎても、世界の医学界や政府機関、世界保健機関 WHO などでは、人類の健康を増進することのできるこの重大な糸口に注目していないのである。

　私はこれまで 20 年の間、ポーランドのカバティの森林とソウルの大母山を裸足で歩き、裸足ウォーキングが健康の増進はもちろんのこと、人

生の質の向上に大きな影響を及ぼすということを直接体得してきた。そして、志を同じく裸足で歩く多くの人の証言を通して、森林裸足ウォーキングの驚くべき治癒の秘密を確認してきた。

　実際に心血管疾患者たちの胸の痛みの症状が、ただ裸足で森の中を毎日歩いただけで改善されたということが確認できた。そのうえ脳卒中の後遺症がもたらした半身不随もただ砂利道指圧歩道を毎日2, 3時間裸足で歩いただけで、数週間後には麻痺がなくなってしまったという驚くべき事例も確認できた。またさまざまながんの腫瘍を抱えている人々は数か月の裸足ウォーキングをしただけで、腫瘍が著しく減少し治癒されたという現象も確認できた。それ以外にも登山靴を脱いで裸足で2か月間森の中を歩いたら、大きな脳手術でも治癒しなかった慢性頭痛がなくなったり、ドライアイ、鼻炎、耳鳴りなどが改善して足底筋膜炎、膝の痛み、股関節の痛み、脊柱管狭窄症の痛みまで改善したという証言が後をなしている。

　私はこの靴を脱いで裸足で歩く「単純、容易、無害、無料の健康増進法」をさらに多くの人に教え広めるために、これまでの5年間、ソウルの大母山にて運営してきた「無料森林裸足ウォーキングへの招き」プログラムである「裸足ウォーキング森林ヒーリングスクール」を2018年の年末「裸足ウォーキング市民運動本部」へと拡大、改編して、全国民裸足ウォーキング拡散運動を続けている。それは全人類がこれまでの数千年続けてきた無病長寿健康増進のための努力を完成させるのに、微力ながらも寄与することができるのではないかと信じているからである。

　先の「アスピリンのジレンマ」に対するマスコミの問題提起についての答えは、まさに無害で天然のアスピリンを飲むような裸足ウォーキングの効果にあると言えるのは、確信を持っているからである。

(2) 心臓麻痺、不整脈など致命的な死の病の予防

　先日、アルゼンチンのサッカーの英雄マラドーナ氏が 60 歳で心臓麻痺により亡くなったというニュースが全世界を騒がせた。あれだけ運動をたくさんした選手がなぜ、人生まだこれからという歳に亡くなってしまったのだろうか。マラドーナ氏と同じような理由で突然死する事例が多い。2020 年 7 月、映画監督ジョン・インボンさんはソウル瑞草区清渓山で急に倒れ、病院に向かうヘリコプターの中でこの世を去った。映画監督として精力的に働く年齢である 52 歳にである。さらにショックなのは清渓山を登山中に急性心停止により亡くなったということであった。

　もしマラドーナ氏やジョン・インボン監督が靴を脱いで、裸足で土を踏んで運動をしていたり、登山靴を脱いで裸足で山登りをしていたのならば、そんな突然死に直面しただろうかと考えてしまう。

　そのほかにも我が国のベンチャー創業の第一世代にあたる、代表的な成功したベンチャー人として名高いイ・ミンファ韓国ベンチャー協会名誉会長兼カイスト（韓国科学技術院）兼任教授も、ある日突然の不整脈により亡くなった。医療機器メーカー「メディソン」を創設した故人は医療産業に対する情熱は誰にも負けないほどの専門家であった。しかし、彼は音もなく近づいてきた致命的な心血管疾病である不整脈により 66 歳で突然死するという悲劇が起こってしまったのである。

　通常、長い闘病生活の終わりに死に至るがんの場合は、その兆候が腫瘍などによって現れ、病院に行き診察を受けて、薬を使い、食べ物を変えて、生活環境を整えるなど、病気を治すために努力する時間が与えられる。そして、たとえ治せないとしても、少なくても死に備える時間が与えられる。

　一方、心血管疾患の場合は病それ自体が、事前の予後がほとんどなかったり、処置できる時間がほとんど与えられない。ある日急に人を死に至らしめる。心臓麻痺の場合、たった 4 分程度の心肺蘇生のゴールデンタイムがあるが、過去、コメディアンの故キム・ヒョンゴンさんのケースのように、そのゴールデンタイムを逃し、発病してすぐに死に至ったり、

たとえ蘇生したとしても、故イ・ゴンヒ会長のように6年余りを病床で無意識状態のまま闘病しなければならない本当に恐ろしい疾病である。

　結局、がんと比較して心血管疾患(各種脳疾患である脳卒中、脳梗塞なども同様である)の場合は、その致命的な程度や準備する時間が与えられない点などから見て、天と地ほどの違いがあるほど恐ろしい疾病であることが、数人の著名な方々の突然死から改めて露呈したと言える。

　では、その致命的な理由を今一度考えてみなければいけない。

　まず、不整脈についてネイバー百科サムスンソウル病院健康コラムは「心臓は自分の拳程度の大きさの臓器であり、二つの心房と心室で構成されている。心臓の拍動は洞房結節という組織において形成された電気的信号が伝達されて起こるのだが、不整脈はこのような心臓の拍動が不規則になることをいう。不整脈は色々な原因により心臓内の電気的信号の伝達経路やその周囲の心臓部位に異常が起こって発生する。特に、中年以降には、多様な形で不整脈が現れるため、注意しなければならない。」と書いている。そして、「不整脈は呼吸混乱、動悸、失神などを引き起こす…このような不整脈は普段、持続して現れたりもし、予期せず断続的に現れ、強い不安感を感じることがある。」と書いている。また、国家健康情報ポータルの医学情報は「筋肉が収縮するためには電気が発生されなければならない。それで心臓内には自発的に規則的な電気を発生させて、心臓自体で電気信号を伝える電気伝達体系がある。このような体系の変化や機能不振などによりもたらされる不規則な心臓の拍動を不整脈という。不整脈は深刻な心臓疾病の信号でもあり、そうでないこともある。また、患者が認知できることもあれば、認知できないこともある。」と叙述している。

　ここで注目する点は、心臓拍動が電気的信号伝達体系により作動するということだ。つまり、まるで精巧な機械のように「電気的メカニズム」により動いているということだ。それならば心臓のその「電気的動作体系」または「電気伝達体系」に異常が起これば、不整脈の症状が現れ、またある日突然死に至らしめるという結論が出てくる。

事実、どのような産業機械や工作機械でも、また病院で使用する医療設備でも全ての機械は電気により動いている。装備の場合、電気的作動に問題が起きないように地面にアースするということを読者の方も学校の科学の時間に習ったと思う。しかも、私たちが事務室や家で使っているコンピューター、冷蔵庫などすべてアース線に繋がっていて、常にアーシングされているのである。

　それならば、私たちの体はどうだろうか。心臓の拍動のように、我々の体全体も電気的信号体系によって動く精巧な電子システムと大差ないのである。特にそのなかでも心臓の電気的信号体系により作動することがはっきりとわかる。それでは、電気的伝達体系に異常が起こらずに安定的な運用がなされるならば、私たちの体、つまり私たちの心臓も土にアーシングしなければならないという結論に当然ごとく至るのである。

　これは私たちが毎日話をしている「裸足ウォーキングを通したアーシング理論」と密接に関係している。つまり、靴を履いている状態では体の電圧が平均 200−600mV、高い場合には 1,000mV まで上がり下がりする不安定な状態が続くのだが、裸足で地面にアーシングした瞬間 0V へと電圧が落ちて、それから電気的に変らない安定した状態になるのである。これはまさに私たちの体も心臓もアーシング状態になることで、電気的に安定した状態を維持することができると明確に示唆している。

　裸足で土の上を歩く場合、体内の正 (+) 電荷を帯びた活性酸素が地中の負 (−) 電荷を帯びた自由電子と出会い、中和されて消滅するだけでなく、地中の自由電子が体内に入ってきて、赤血球の表面電荷 surface charge を上げて、血液の粘性 viscosity をサラサラにし、血流の速度 velocity を高めることで不整脈、心臓麻痺など心血管疾患や脳疾患の原因を根本的に取り除いてくれるのである。

　従って心臓麻痺、急性心停止、不整脈などで突然亡くなったマラドーナ氏やジョン・インボン監督、イ・ミンファ会長が裸足で歩いていたのならば、あるいは少なくともアース線を通して家の中でアーシングができたのならば、このように突然の死に至る不幸なことは事前に予防され、

治癒していたのではなかったかという残念な気持ちになる。そして少なくとも私たちが毎日裸足で歩く限り、このような不整脈や心臓麻痺あるいは急性心停止の危険を予防して、先に治癒されるということをはっきりと示唆しておく。そのような点から裸足ウォーキング、あるいは、アーシングがどれほど大切なことなのかを改めて確認することができる。

　裸足ウォーキングとアーシングは「サイレントキラー」と呼ばれる不整脈や心臓麻痺、急性心停止などによる致命的な死の危険や植物人間のようになってしまうリスクの原因を根本から守ってくれるそんな驚くべき力をもっている。

(3) 裸足ウォーキングは脳卒中による半身不随まで治療する

　2006年に私が『裸足で歩く楽しみ』という本を発表した後、慶尚北道の城主（ソンジュ）に住むある読者が第三頸椎の手術に失敗し、左側の腕が麻痺してしまったのだが、私の本を読み毎日2時間、家の前の砂利道を裸足で歩いたところ、2か月で完全に治癒してしまったと私に知らせてきたことがあった。裸足ウォーキングによる最初の半身不随治癒の事例である。

　脳卒中の後、1か月間、大学病院で治療を受けていたチョ・オクスンさん (68歳女性) は左側が半身不随となった。その後、介護福祉老人施設に5か月間入院し、毎日リハビリ治療を受けていたのだが、半身不随は改善が見られなかった。そんな時、毎日2, 3時間、砂利指圧道を歩く裸足ウォーキングを始めた。その後、3週、8週、100日の順に左側の頬、左側の首、左側の腕と左側の足まで麻痺が順番になくなり、そしてほとんど正常に戻ったという驚くべき治癒の結果を見せてくれた。(YouTube動画：裸足ウォーキング治癒の事例9 (1 - 7) 編参考)。

　ソ・オクスンさん (58歳女性) やキム・オギさん (67歳女性) も息を吸うと息苦しさを感じたり、胸に痛みがあり、脈拍が急激に上昇する症状で、先の不整脈と大きな違いがない心血管疾患を患った。しかし、2人は裸足で一生懸命歩いた結果、今は胸の息苦しさや痛みが改善し、現在はそ

のような症状をほとんど感じず、健康に過ごしている。

　アメリカの著名な心臓専門医であるガエタン・シュウァリエ博士 Dr. Stephen Sinatra は、彼の論文『アーシングが心臓に及ぼす効果 How earthing benefits the heart』において「アーシングつまり、裸足ウォーキングの最も重要な効果は「サラサラの血、あるいは血液の粘性が低くなる」のは事実である。血がサラサラになれば体の栄養素をさらに速く伝達し、同時にその細胞から悪い毒素を速いスピードで除去する。反対にドロドロの血は血栓となり心血管疾患を引き起こす可能性を高める。」と叙述している。そして「地中の自由電子は負電荷を帯びているため、アーシングつまり裸足で土の上を歩けば赤血球の負電荷を増加させてくれる。それによりゼータ電位を高めて血液の粘性を低くする。」また「ゼータ電位に対する最近のパイロット研究 (Chevalier 2013) では、私とほかの研究者たちが 10 人の健康な人を対象に、アーシングパッチを利用した実験を行った。そしてアーシング前と 2 時間アーシングをした後の血液を採取し、暗視野顕微鏡に取りつけたビデオカメラを利用して分析した結果、「アーシングは血液の粘性を低くすると同時に血流を改善すること earthing lowers blood viscosity and improves blood flow」を確認した。つまり、赤血球はゼータ電位が増加し、血液の粘性が低くなったことを明白に示してくれた。2 時間だけのアーシングによる重要な変化は、1 日に 2 時間、裸足で森林を歩けば (またはアーシングパッチを使用すれば) 心臓麻痺や脳出血の危険を予防できるという事実を示唆する。」と結論を下した。

　結局、シナトラ博士の論文の核心的内容は、アーシングを通して私たちの赤血球の表面電荷が上がり、その結果として私たちの血液の粘性 viscosity が低くなるのだ。これはドロドロの血液がサラサラに変わるという話になる。実はドロドロした血液は、血液が円滑に巡回することができないだけでなく、血液が血の餅のようにくっついて、血管を塞ぐ原因となると述べた。そうして心臓麻痺の原因になったり、急な脳梗塞や脳卒中の原因になるのだ。だから血液の粘性をサラサラに維持することは、疾病を予防するのに非常に重要である。

しかし、アーシングをすれば、つまり裸足で土の上を歩けば血液の赤血球の表面電荷 surface charge を高くし、血液の粘性が低くなるという重要なことがシナトラ博士の研究チームにより発見されたのだ。従って心血管疾患を予防するのなら、ドロドロの血液をサラサラに流れるきれいな血液へと変えることが重要なのだが、まさにアーシング、つまり、私たちの森林裸足ウォーキングがその解決策になる。

　このような心血管疾患の原因が裸足で歩かずに不導体の合成ゴム底が敷かれた靴を履いていることに由来している。つまり、裸足で歩き、裸足で生活すれば、そのアーシング効果によって、そのような疾病が起こる理由がないからだ。つまり、裸足で歩けば血液がきれいになり、血液の粘性がサラサラに変わり、また活性酸素もそのたびに排出されるため、心血管疾患など現代文明病の深刻な疾病が起きる理由がなくなるのである。

　先に言及したソ・オクスンさんとキム・オギさんの心房細動の治癒の事例とチョ・オクスンさんの脳卒中の後遺症による左半身不随が解消された事例に関して改めて考えてみた。当時、私はソ・オクスンさんが裸足で歩き始めて、約1か月で心臓の痛みや息苦しさが改善された理由は何か。また、チョ・オクスンさんの脳卒中による半身不随がたった2か月でほとんど完全に治ってしまったという驚くべき治癒の理由は何なのか。これこそまさに裸足ウォーキングの指圧効果にあったのである。

　裸足になり足の裏で土を踏むことで、地面にある砂利、木の枝、木の根などと接触し、その指圧を通して足裏の血液ポンピング機能が強化され、よって全ての血管に血液が勢いよく供給されることになる。それにより自然に心臓の機能自体が活発になる。そして、息苦しい症状や痛み自体が改善され、その血流が脳の詰まった血管まで血液が流れる結果だと説明したが、先のガエタン・シュヴァリエ博士の分析によればまた別の原因があった。

　それは裸足ウォーキングやアーシングを通して赤血球の表面電荷が上がり、その結果として血液の粘性が低くなる。それまでドロドロだった血液がサラサラに変わりながら血流自体がスムーズになるということだ。

それでは胸が息苦しい症状や心臓の痛み、そして脳梗塞による左半身不随が解消されたということも説明がつく。結局、ソ・オクスンさんの心房細動の治癒やチョ・オクスンさんの脳卒中による左半身不随の治癒は、指圧効果を通したポンピング機能の強化による血液の巡りが活発になったことと、同時に接地効果を通して赤血球の表面電荷が高まり、それによる血液の粘性が低くなり、ドロドロしていた血がサラサラに変わり、心臓の息苦しさや痛みの解消、左半身不随の解消として現れていると説明することができる。

　結局、私たちが裸足で歩けば、心臓疾病や脳卒中などの疾病がない人でも同じ現象が起こると言える。つまり、血液のポンピング機能が強化されると同時に血液の粘性自体がサラサラになり、心血管疾患や脳卒中などにかかる確率が最小化され心臓麻痺だけでなく、脳梗塞や脳卒中にかかる確率もそれだけ減少すると言えるのだ。まさにこれが疾病に対する森林裸足ウォーキングの目覚ましい予防効果であり治癒効果なのだ。

(4) 裸足ウォーキングとアーシングは、高血圧に伴う合併症を正常な状態に戻す

① 高血圧の原因は本当にわからないのか

　我が国の国家健康情報ポータルによれば高血圧 hypertension とは、成人の収縮期血圧が 140mmHg 以上であったり、拡張期血圧が 90mmHg 以上の時を指す。高血圧は冠状動脈疾病と脳卒中、腎不全など全身に渡りさまざまな合併症を引き起こし、患者の生命と健康を直接脅かす疾病として規定されている。

　サムスンソウル病院健康コラムは高血圧を「サイレントキラー」と称し、「高血圧は症状もなく、高血圧と診断されても特別な治療の必要性を感じない場合が多い。しかし、高血圧は中・高年層を脅かす狭心症、心筋梗塞などの心臓疾病と脳卒中などの脳血管疾病を引き起こす主な病気で、韓国の成人の 30% 以上で発見されるありふれた疾病であり、歳をと

るにつれ発病頻度が高くなる。特に原因が知られていない本態性高血圧は一般的に 30 代から徐々に堨れ始め、60 代では 40% 以上の人かなる。だから中年以降にはもっと血圧の変化に気をつけて観察しなければならない。」と警告している。

　もし、高血圧と診断されたのならば、次の 3 つの事項に気をつけなければならないと医療界は注意を促している。第一に、高血圧は自然によくなることはない。第二に、適切な治療を通し、コントロールをすることが可能である。第三に、高血圧をしっかりとコントロールすれば、心臓病、脳卒中、腎臓疾病などを予防することができる。同時に血圧は夏場になれば下がるのだが、冷たい風が吹き始める 10 月以降急激に上昇し、外の気温が落ちることで汗をあまりかかなくなり末梢血管が収縮して血の流れを妨げるため、夏より収縮期血圧が 7mmHg、拡張期血圧が 3mmHg 程度上昇することになる。特に気温が下がれば血液が濃くなって脂質の含有量が高まり、血管収縮が促進されるなど血圧の上昇とともに動脈硬化症の合併症も発症しやすくなる。

　しかし、ここで注目すべきことは、第一に最も重要な本態性高血圧の原因はよく知られていないと明らかにしている点である。第二に、高血圧は自然によくなることはないという点とともに、第三に必ず薬による治療を勧められるという点だ。しかし、原因もわからないまま血液を希釈させたり、血圧を下げることだけに重点を置き、各種の高血圧薬だけを使い続ける。それも数十年におよぶ長期的な投与をしたとしたら、体には当然副作用が起こるはずなのに、その問題はどうすればいいのか。通常、高血圧の薬は、その根本原因はわからないままいくつかの観点での対症的な処置のために作られているため、すぐに血圧を下げてはくれるものの、その全ての血圧の薬が治療剤ではない、始めから限界があるものなのである。

　それはまるで下水管が詰まっているのに、詰まった原因を解決するため下水管自体をきれいにするのではなく、下水を薬によって浄水する努力だけを続けることと変わらないのである。そして下水の水は薬を使っ

てある程度浄化されるけれども、下水管の壁は汚物や沈殿物がべたべたと付着し厚くなってしまい、結局最後には薬で浄化された水さえ流れることができない状況になってしまうのではないか。だから高血圧をある日音もなく死に至らしめる「サイレントキラー」と称するのではないかと考える。

　私はこれに関連しこう分析してみようと思う。サムスン病院は本態性高血圧の原因がよく知られていないと述べている。しかし血管の壁が厚くなったり血液の粘性が高まったせいで、血液が血管を通る力が大きくなる。どうにかして血管を通過しようとするため血圧をあげてしまうように思われる。そして、そのような理由はまさに人々がゴム底を敷いた靴を履いて暮すようになったせいである。それで地面とのアーシングが遮断され、絶えず発生する血液中の毒素が、すべて除去されない。そのため血液自体の粘性が高まり続けた結果、長時間に渡って血管の壁に沈殿物が溜まり、同時に血液がドロドロして、徐々に血圧が高まってしまうというわけである。

　サムスン病院も直視しているように「原因がよく知られていない本態性高血圧は一般的に 30 代から徐々に現れ始め、60 代では 40% 以上の人がなる。だから中年以降にはもっと血圧の変化に気をつけて観察しなければならない。」と述べている理由がまさにここにあるのである。つまり、長時間、靴を履いて生活すれば、地面とのアーシングが遮断され、自然に血管の中の毒素が排出されずに沈殿物がたまってしまい、結局歳をとるにつれて、早くは 30 代から 60 代にかけて相当数の人が高血圧になるというわけである。

　しかし、現代医学界は私たちがゴム底を敷いた靴を履いて生活していることだけでなく、高層ビルやマンションに居住する生活様式のせいで私たちの「体と土とのアーシングが遮断」され、血液の粘性が高まり、血液がドロドロしてくる。それだけでなく活性酸素など体の毒素が排出されない状況にはまだ注目していない。だから上記のような高血圧、特に「本態性高血圧」の原因がよくわからないと明らかにしているのである。

そして裸足ウォーキングや土とのアーシングを高血圧の根本的な予防策であり、治癒策であるとは考えられないでいる。ただ、薬によってすぐに血圧を下げる対症的療法にだけ留まっているのではないかと思う。

② 血圧の薬をやめて裸足で歩けば血圧が下がる

　上のような分析的観点は「裸足ウォーキング運動本部」の会員の中に血圧の薬の服用をやめて、ひたすら裸足で歩いた結果、高血圧がすぐに下がって正常になったという報告が続いていることで立証されている。

　妊娠中毒症の後遺症により20年余りの間に腎機能が29%まで減少し、腎臓透析直前であっただけでなく、45分ごとに眠りからさめてしまい、寝るに寝られない極度の精神的、身体的障害に悩まされていたソン・ヘランさん (65歳女性) が2か月余りの裸足ウォーキングでほとんどの症状が好転し治癒された姿を見せてくれた。裸足ウォーキングをする前、彼女の収縮期血圧は187mmHgで血圧の薬を服用して167mmHgであったのだが、裸足ウォーキングを1か月行った後、薬の服用を自らの意志でやめた。その後病院で検査をし、血圧118mmHgの完全な正常状態に戻ったのだ。それに空腹時血糖値も以前には207mg/dLに至ったのだが、今は100mg/dL以下の正常値に戻ったと驚くべき結果を発表してくれた。これで先ほど述べた高血圧の原因がまさに地面とのアーシングが遮断されたことで始まったのだという私の分析と根本的な解決策がまさに裸足ウォーキングと土とのアーシングにあるという私の見解が正しいということをはっきりと立証されたのだ。(YouTube動画：裸足ウォーキング治癒事例21-ソン・ヘラン編参考)。

　以前、別の会員も裸足で歩く前には血圧が185/135mmHgの高血圧と診断され、病院から薬を処方されて、服用を始めたそうだ。ところが2019年6月10日、江原道寧越で私の「裸足ウォーキングの奇跡」講演を聞いた後、すぐに裸足ウォーキングを実行に移した。そして、寝たきりであった母親まで起こして土を踏ませるために連れ出したということだ。自分自身も毎日裸足ウォーキングに邁進し、服用していた血圧の薬

を裸足ウォーキングを2か月しただけでやめることができた。正常で健康な体を取り戻した後、10kmマラソンまで完走して、準優勝までしたというまさに人間勝利のドラマを完成させたということだった。高血圧が治癒された裸足ウォーキング100日の奇跡である。

　つまり、「高血圧は自然によくならない。」という欠点とは正反対の結果をもたらしたと言えるのだ。あらためて言うと、裸足で熱心に歩いた場合、血圧の薬を服用せずとも高血圧が治癒されるということを示してくれたのである。

　一方、約10年も智異山(チリサン)にこもっている、ある会員もやはり驚くべき話を伝えてくれた。入山する約10年前に230mmHgの高血圧であったのだが、全ての薬の処方を拒否して、ひたすら自然のなかでの清浄な生活をしたところ、現在は血圧が160mmHg程度まで下がってきたそうだ。だいぶ改善されたとはいえ、相変わらず140mmHgを超える高血圧が続いているという。なぜだろうか。せっかく智異山の山里からさらに1時間余り入った山々が重なりあった空気の澄み切った所に住居を構えたのに、ゴム底が敷かれた靴を履いた暮らしをしていることを私はすぐに指摘した。もちろん、都市での生活よりはいいだろうが、山中の清浄な生活をしていながらもゴム底を敷いた靴を履いて暮していたせいで、地中の自由電子が体内に入ることができず、体内の活性酸素が、体の外に排出されないため血液の粘性がサラサラにならずに、トマトケチャップのようにドロドロした状態を維持していたのだ。そのためまだ血圧が160mmHg程度で完全に正常な状態に戻ることなく高血圧が続いていたと見える。幸いにも彼は「裸足ウォーキング森林ヒーリングスクール」に来て、裸足で歩き始めたのだ。その後は毎日裸足で歩いていると、これからも裸足で歩き続けると約束してくれた。

　また別の会員は「盆唐(ブンダン)の仏谷山(ブルゴクサン)を1か月に20日以上、裸足で1年以上登った結果、それまで10年以上も血圧の薬を服用してきたのだが、今は血圧が正常に戻って、耳鳴りもなくなり、膝関節がとてもよくなった。私たち会員も裸足ウォーキングで健康になりましょう。」という話を伝え

てくれた。

③ 高血圧の合併症も裸足ウォーキングで改善した

同時に最近、「裸足ウォーキング市民運動本部」の会員の高血圧による合併症の心筋梗塞、狭心症や脳卒中などの後遺症で半身不随などになったが回復した事例が次のように続々と報告されている。

第一にキム・ヒョンミさん(62歳女性)は心筋梗塞で救急センターに入院し、5日後に退院した。その次の月から裸足で歩き始め、3か月が過ぎた現在は軽々と大母山の森林を裸足で歩けるようにまでなった。実際、病院から退院した後にも息苦しくて毎晩、眠りにつけなかったこともあったが、裸足で歩き始めた後はぐっすり寝ることができ、健康回復にも決定的な役割を果たしたという証言である。さらにその直後、南漢山城を裸足で登り、彼女自ら「これから私は私の人生の主人公になった」と宣言した。最初の心筋梗塞の後、裸足ウォーキング3か月の新たな奇跡が誕生したのだ。

第二に、高血圧による狭心症で心臓弁にステントを3つも入れる施術を受けたキム・チョルスさん(77歳男性)も、それまでの3年、病院で血圧の薬を処方され、服用を続けてきたのだが、その間、病院から血圧がよくなったという話を聞いたことがなかった。ところが3か月間裸足ウォーキングをした後、病院から「血液がとてもきれいになった。だから今後2年は病院に来る必要はない。」と驚くべき診断を受けたという喜ばしいニュースを伝えてきた。裸足ウォーキングが血液をきれいにすることで高血圧が治癒される現場を明澄に見せた一つの事例だと言える。

第三に、高血圧による脳卒中で半身不随になったチョ・オクスンさんもやはりこの1年の間、一日も欠かさず裸足で歩き、すぐに半身不随が治っただけでなく、今は血圧も過去の160から110-120という正常に戻った。そして病院で血圧の薬を5日程度処方され、服用していたのだが、高血圧の改善が顕著に現れ、病院から1日に減らす処方されたが(同時に主治医から、これまでの数十年、脳卒中患者を治療してきたが、こん

な半身不随までよくなることは今まで一度も見たことがない最高の治癒事例だと称賛された)、最近その薬さえも自ら服用をやめた。やはり裸足ウォーキングによる血圧の変化だけではなく、その後遺症である半身不随の治癒まではっきりと見せてくれた、もう一つの驚異的な事例である。

　第四に、収縮期血圧が 140−160mmHg の間であった、キム・グンスさん (60 歳男性) も裸足ウォーキング 5 か月後の 2021 年 2 月 8 日の朝、病院で血圧を測定したところ 128mmHg という正常値が出て、医者がびっくりしていたというニュースを伝えてきた。血圧の薬の服用もせず、先の冬の間、雪が降ろうが雨が降ろうが、一日も欠かさず裸足で歩き回った裸足ウォーキングの威力は本当に凄いものだと喜んでいた。

　上記のような事例から、高血圧の根本的治癒は原因がわからないからと当然のように薬を処方するのではなく、森林裸足ウォーキングがその答えであることを明白に表している。私たちの体と土のアーシングをした際、地中の自由電子が血液の中に入り、赤血球の表面電荷、つまりゼータ電位を上げる。例えば 2 時間のアーシングで血液の粘度が平均 2.7 倍サラサラになるというアメリカの心臓医学者ガエタン・シュヴァリエ博士など 3 人が 10 人の健康な人を対象にして行った実験の結果を発表した研究論文の内容とも一致する。Earthing (Grounding) the HumanBodyReducesBlood Viscosity—a Major Factor in Cardiovascular Disease, The Journalof Alternative and Complementary MedicineVol. 19, No. 2

　まさに裸足ウォーキングは地中の自由電子が体内に入って血液がサラサラになる天然の抗凝固薬の役割を持っているのだ。さらにアーシングは体内の活性酸素を中和し、天然の抗酸化剤の働きまでしてくれる。そのため体内の毒素を全て中和し、消滅させて血液をきれいに浄化するだけでなく、血管まで健康な状態にしてくれるのだ。

　改めて言うと、私たちの裸足ウォーキングは単純に下水管を流れる水 (血液) だけをきれいにして、浄化させるのではなく、水 (血液) の中の毒素まで浄化し、下水管 (血管) 自体をきれいにし、健康に整えてやることで、高血圧を根本から予防し、恐ろしい合併症まで短期間に治癒して

しまう驚くべき奇跡を成し遂げるのである。これに関連し先述の会員たらの主治医が「血液がとくもきれいになった。」「これまで数十年の治療経験上からも最高の治癒事例だ。」と称賛を送ったということからもこの事実を裏付けているのである。

　上記のような高血圧の治癒の事例はサムスン病院が話したとおり、「高血圧は自然になくならない。」という欠点とは違い、血圧の薬を服用せずとも高血圧が治癒したり、それ以上の病状の進展が予防されるということを明確に表している。従って森林裸足ウォーキングとアーシングが高血圧とそれによる合併症を正常まで戻すことに注目し、読者の皆様にも裸足ウォーキングに賛同されることを願ってやまない。

(5) 原因もわからないうちに急増する糖尿病。裸足ウォーキングとアーシングに答えがある

　国際糖尿病連盟 International Diabetes Federation は、毎年 11 月 14 日を「世界糖尿病の日」として定め、急増する糖尿病の管理対策を推進している。2020 年には「看護師が違いを作ります。11 月 14 日は世界糖尿病の日です。2020 年キャンペーンは糖尿病管理及び予防での看護師の役割を宣伝しています Nurses make the difference; 14 November is World Diabetes Day. The 2020 campaign is promoting the role of nurses in the management and prevention of diabetes。」というスローガンのもとに糖尿病と戦うことに「看護師」の役割の重要性を宣伝している。

　特に糖尿病のように患者の生活全般にわたり持続的な管理が必要な疾病の場合、看護師の役割が非常に大切であるが、糖尿病患者の数を減らす根本的な対策や治癒というには、なぜか多少核心からずれているという考えを打ち消すことができない。

　上記の国際糖尿病連盟の統計を見れば、2019 年だけでも全世界の 4 億1900 人が糖尿病を患っていて、2030 年には糖尿病の有病数が 5 億 7800人に増加すると推定している。これは 2020 年世界人口数 78 億人を基準

にして見ると 2019 年全体人口の約 5.4% が糖尿病患者であり、その糖尿病患者の中で約 1% に該当する 4.2 百万人が 2019 年の間に糖尿病によって死亡したということを意味する。

　韓国も最近の統計庁の発表によると、30 代以上の人口の 1/3 以上が糖尿病患者であったりと、多くの人が糖尿病にかかる危険にさらされているということだ。糖尿病こそが我々国民誰もが脅かされている深刻な疾病だといえる。それにも関わらず国際糖尿病連盟でさえしっかりとした対策もなく糖尿病患者の増加を傍観しているだけというわけである。

　ここで私たちは糖尿病の意義と深刻性についてもう一度目を向けてみよう。ソウル大病院健康情報によると「糖尿病はインスリンの分泌量が足りなかったり正常な機能が成されないなどの代謝疾病の一種として、血中ブドウ糖の濃度が高まる高血糖を特徴とし、高血糖によりさまざまな症状を引き起こして尿からブドウ糖を排泄することになる。」とある。

　また「糖尿病は第 1 型と第 2 型に分けられるが、第 1 型糖尿病はインスリンを全く生成できないことが原因となり発生する病気であり、インスリンが相対的に足りない第 2 型糖尿病はインスリン抵抗性 insulin resistance、血糖を抑えるインスリン機能が落ちて細胞がブドウ糖を効果的に燃焼させることができないことを特徴とする。」として、「第 2 型糖尿病は食生活の西洋化による高カロリー、高脂肪、高タンパクの献立、運動不足、ストレスなど環境的要因が大きく作用するように見えるのだが、これ以外に特定遺伝子の欠陥によっても糖尿病が起こることがあり、膵臓手術、肝炎、薬剤によっても起こることがある。」と書いてある。

　ひと言で第 2 型糖尿病の正確な原因はまだ明らかになっていないという話だ。そのせいで糖尿病を制御するための根本的な対策を立てられないのではないか。残念だが国際糖尿病連盟の 2020 年のスローガンがそれを反証している。

　私たちは単純に血糖値が高いことを糖尿病だと思っていて、薬やインスリン注射で生きることができると思い込んでいるが、その合併症は致命的なものとして知られている。そのメカニズムを見れば、糖尿病の合

併症は血糖が高い場合に発生するのだが、私たちの体で最も微細な血管を持った目、腎臓、神経などにまず血管損傷が起こり、失明の原因1位である糖尿病網膜症が発病したり、狭心症、心筋梗塞、脳卒中など致命的疾病が起こることがある点である。

　キム・ファジャさん (57歳女性) は2017年、健康診断で空腹時血糖が238mg/dl に達して、糖化ヘモグロビンは実に14.6% に達した。そして目に異常を感じ、病院を訪ねたのだが、糖尿病の合併症が現れ網膜剥離症だという診断を受けた。当時、内分泌内科の方では手術を反対したのだが、どうしたことか眼科の方で手術を強行したという。

　手術をしたにも関わらず、病院では糖尿病の薬ではなくキム・ファジャさんが自分でインスリン注射をして投薬するように処方した。しかし問題は当時病院でインスリン注射の投薬方法を十分に指導しなかったことだ。インスリンの注入時、1から10までを数える間に注射液を注入しなければいけないのだが、キム・ファジャさんはただ注射器を刺して、すぐに注入し抜いてしまうという間違った方法を続けてしまったのだ。結局、薬もやめてインスリン注射もまともにすることができない状況が起こってしまった。

　それから約1週間後、キム・ファジャさんは自宅で意識を失って倒れた。またほかの糖尿病の合併症である脳梗塞が発症したのだ。脳血管が損傷し、それにより脳の組織が壊死するという恐ろしい疾病だ。すぐにご主人に発見され、病院に移されて危機は逃れることができたのだが、それからキム・ファジャさんは右側の手と足の一部が麻痺してしまう症状により苦痛の日々を送っていた。

　そんなとき似たような半身不随の症状で苦労し、裸足ウォーキングで治癒したチョ・オクスンさん夫婦に出会い、裸足ウォーキングの治癒力を聞いた後、キム・ファジャさんも裸足ウォーキングを始め治癒の過程を踏んでいるところである。裸足で歩き始めて3,4か月が経ち、ほとんどの人の病状が快方に向かう状況でも彼女の右側の指がまだ開かない様子を見て、私はアーシングリストバンドをするように勧めた。就寝前に

それを付けたままアーシングをした状態で寝るようした。その1週間後にキム・ファジャさんは指が開き始めたという驚くべきニュースを伝えてきた。喜びで顔色ももっと明るくなり、回復していく姿を見ることができた。

　そんな中、2020年10月20日、病院の検査で現れた一部の項目の結果には本当に驚いた。体重は2017年に75kgから50.5kgへと落ちて、血圧も収縮期血圧が過去の2014年には159mmHgまで上がったこともあったのだが、2017年128mmHgまで正常になった。以後、2020年もやはり115mmHgと安定していて、コレステロール値も総コレステロール値が2017年度185mg/dlから124mg/dlへ、LDL(低密度コレステロール)は2017年106mg/dlから32mg/dlへ、HDL(高密度コレステロール)は2017年67mg/dlから97mg/dlへと全て好転したのだ。

　空腹時血糖値もなんと238mg/dlから85mg/dlへ、また糖化ヘモグロビンはなんと14.6%から7.5%へと2つの数値は劇的な改善を見せた。結局キム・ファジャさんは主治医と相談した後、インスリン注射も中断して、少量の糖尿病の薬を服用する程度までよくなった。まだ脳梗塞による半身不随が完全に治癒したというには時期尚早ではあるが、糖尿病関連の全ての数値が劇的な改善を見せていることは他でもないこれまでの3、4か月の裸足ウォーキングのおかげであることをキム・ファジャさんといつも側で見守っているご主人が口を揃えて感謝を言葉で表現している。従って、糖尿病の根本的な治癒策として裸足ウォーキングを挙げることは少しもおかしくないと考えている。

　これに「世界糖尿病の日」を迎え、国際糖尿病連盟と関連した学会へ公に提案をしたいと思う。原因もわからないまま急増している全世界の糖尿病患者の根本的な治癒策として、裸足ウォーキングとアーシングについてしっかりと考慮し、それを実践する策を研究しなければならないと。

　まったくリスクもなく、まったく費用もかからず、ただ裸足ウォーキングとアーシングをするだけで、急増する糖尿病患者の数を画期的に減らしていけると希望を持っているからである。

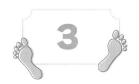

天然の活力増進とアンチエイジング剤

(1) 裸足ウォーキングはアンチエイジングと若さの妙薬

　裸足ウォーキング森林ヒーリングスクールの会員であるソン・ヘランさん(65歳女性)は、今までの20余年の間妊娠中毒症の後遺症により、心も体もぼろぼろになった痛々しい姿から裸足ウォーキングを2か月しただけで美しくスリムな姿へと変わった。特に2か月前は2本の木の杖を頼りに、むくんだ体を引きずるように大母山を登ったり降りたりするその姿は心痛ましいものであった(図33参照)。ところが2か月余りが過ぎた頃、完全にたまご形の若々しく美しい顔を取り戻し、体の浮腫みがなくなり痩せて美しい姿に変身したのだ(図34参考)。ソン・ヘランさんは私たちの裸足ウォーキングの治癒とアンチエイジング ^{antiaging} の威力を驚くほどはっきりと見せてくれた。

　そしてほかの会員であるパク・セシルさん(79歳女性)はご主人と共に高血圧の薬を長期間にわたり服用してきたのだが、裸足で歩き始めてから薬の服用をやめた。二人とも裸足ウォーキング2か月で血圧が正常に戻ったと証言した。(YouTube動画:裸足ウォーキング治癒事例22−パク・セシル編参考)。その証言の動画においてパク・セシルさんの現在の姿は2か月前、どこにでもいる老人の姿から40−50代の健康な中年女性の姿へと変わったことがはっきりと見ることができる。

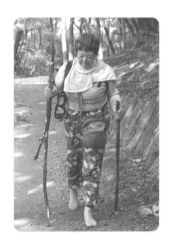

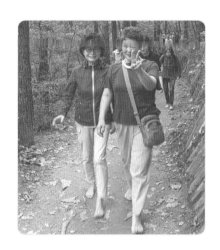

| 図 33 | 2019.8.13.
ソン・ヘランさんの姿 | 図 34 | 2019.10.5.
2か月後のソン・ヘランさんの姿 |

　下の写真はパク・セシルさんが初めて森林裸足ウォーキングをしている姿と、それから2か月後の彼女の健康な姿写真である。(図35, 36参照)

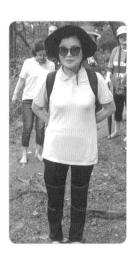

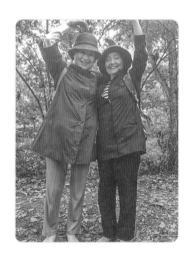

| 図 35 | 2019.8.13.
パク・セシルさんの姿 | 図 36 | 2019.10.12.
パク・セシルさん(左)の姿 |

ファン・インスさん (72 歳男性) は普段から持病のない健康な体ではあるが、登山靴を履いく山に登り降りくくると、非常に疲れるということだった。ところが友人の紹介で約 2, 3 年前から裸足で歩いた後には体がすっきりし、まるで飛んでいけるかのような気持ちになったり、夜に気絶したかのようにぐっすりと熟睡することができ、若者に負けない健康と若さと美しさを維持していると証言してくれた。これはやはり、裸足ウォーキングのアンチエイジング及び若さの妙薬を象徴する事例である (YouTube 動画：裸足ウォーキングの治癒事例 24-ファン・インスさん編参考)。

　そして裸足ウォーキング 100 日目の奇跡を証言したユン・ソンジュンさん (60 代男性) は 60 代の年齢にも関わらず顔の肌が 30-40 代のようにきれいになっただけでなく、本人もその気分をひと言で「うれしくて言葉にならない」と証言した。若さのエネルギーと元気がどんどん溢れてくるようだと話してくれた。

　また、血液がんと甲状腺機能低下症が裸足ウォーキング 3 か月と抗がん剤治療の合計 6 か月できれいに治癒されたキム・ヨンスクさん (62 歳女性) も顔が白磁気のように若返り、活気に満ちたことも同様である。また膝の関節炎の完治を証言したイ・ヨンジャさん (64 歳女性) も同様だ。特にイ・ヨンジャさんは友だちと会うたびに「あなた、皮膚科で顔に何かしたんじゃない」と聞かれるということだ。

　上記の全ての事実と各々の証言がまさに「裸足ウォーキングで老化の進行を中断し、むしろ顔などの血液循環がよくなり、若返ったこと」を証明している。これが裸足ウォーキングがアンチエイジングと美しい若さ rejuvenation の妙薬であることの生きた証拠なのである。

　アメリカのアーシング論関連の学者たちは「アーシングは生命の基本エネルギーを生成させる。まるで車のガソリンの役割を果たす ATP(アデノシン三リン酸) の生成を促進することで人を健康に作り上げる。」と明らかにしている。つまり、「ATP を再生するため、私たちの体は脂肪酸から自由電子を奪ってくるのだが、私たちが裸足でアーシングする時、私

たちの体がこの負電荷を帯びた自由電子を吸収し提供することで、体の中で容易にATPを再生できるように助ける。」と説明している。「もう少し、実証的な研究が必要ではあるが、結局アーシングは私たちの体のATPの生成を促進させることで、心臓と免疫体系の機能を向上させ、究極的に老化の進行を抑える機能を果たすことになる。」という理論だ。

生物学者もやはりATP（アデノシン三リン酸）は多くの細胞活動と筋肉活動のメインエネルギー源であり、DNA合成の源泉だと述べている。生命体はATPをまるでエネルギーを貯蔵しておき、必要に応じて使用するバッテリーのように使うからだ。実際、私たちはエネルギー源としてATP代謝を行い、それをもう一度元の状態へ戻した後、またリサイクル（再生）する。

しかし、歳をとるにつれ皮膚のATP水準がどんどん落ちて、その結果エネルギーが減り始め、水分も減ってくる。結局、皮膚が老化するということだ。最近ではイギリスのニューキャッスル大学の科学者たちが歳をとると、特に皮膚のミトコンドリア（真核細胞の中に入っているソーセージ模様の粒で、細胞の発電所のような役割を果たしている小さな器官）が減少するということを発見したというニュースがあった。

結局、裸足ウォーキングを通して地中の自由電子が体内に入って脂肪酸に負電荷を帯びた自由電子を提供することで生命の基本エネルギー源であるATPの生成を促進するだけでなく、同時に皮膚のATPの水準及び、ミトコンドリアを増やして皮膚が再生することを助けるという結論に至ったのである。

従ってこの理論が前述した会員の事例で「裸足ウォーキングを通じ老化の進展を中断し、血液循環が旺盛になることによる若返り」を裏付けていると言えるのである。わずか数か月だけでアンチエイジングと驚くほどの若返ったという会員の姿は、裸足で歩く読者の皆様全てにも当てはまるということを信じて、毎日、森林を裸足で歩いて「アンチエイジング antiaging と若さ rejuvenation の妙薬」を心ゆくまで楽しみ、さらに健康で幸せな人生を営んでいってもらいたいと思う。

(2) 70歳の体も若々しく、閉経したはずなのに再び…奥深い生命現象

　70歳のある女性会員が裸足ウォーキングを何か月かした後「全体的には(裸足で歩き始めた後)アレルギーがなくなり、風邪をひくこともなく、あまり疲れなくなるなど体が元気になりました。」と投稿してくれた。裸足ウォーキングの治癒力に驚かないだろうか。靴を脱いで単純に裸足で森の中を歩いたら、体が元気になり疲れも知らず、また体のアレルギーなどのトラブルがなくなったというのだ。このような治癒現象はなぜ起こるのだろうか。

　振り返って考えてみよう。この地球上に生きている全ての動植物は地球に根を下ろしているか、足を地につけて生きている。そのなかでも植物は地中に深く根を下ろして、地中から水と栄養分を吸い上げて自ら生きる力を得ていて、全ての動物もやはり裸足で土にアーシングしながら、地中から大地の生気とエネルギーを受け取って生きている。

　人も同様だ。植物が地中から水と栄養分の供給を受けて生きているように、人を含めた全ての動物は地中から体の生理的活動に不可欠な要素である自由電子 free electrons を引き上げ、生きていくのに必要なエネルギーを生成し最適の生理的条件を作り上げていくのだ。

　私がいつも強調しているように、普通の動物や私たち人間はやはり同様に鼻を通じて酸素を吸い、足を土に付けてアーシングをしながら生きている。空気の中の酸素を受け入れて、それを利用して生きていくエネルギーを作り、その後、残りは排気ガスのような活性酸素をアーシングした地中へと排出して生きていく。土とアーシングしている間、地中の負(−)電荷を帯びた自由電子を受け入れ、この活性酸素を中和させて消滅させるのだ。

　実際、動物はいつも土とアーシングして生きているため、自由電子が動物の体内に上がり続け、活性酸素が中和され消滅し、動物の生理的活動に全く問題がない。つまり、生成された毒素がアーシングによってすぐに排出されるため、まったく問題なく生きている。ところが私たち人

間はどうだろうか。不導体であるゴム底の靴を履いて生きているため、地面とのアーシングが遮断された状態で生きている。それだけでない。私たちが歩いている道のほとんどが不導体であるアスファルトやセメントで舗装されている。やはりアーシングが遮断された状態で歩いている。そして現代の私たちの多くは高層ビルで働き、高層マンションで生活している。二重にも三重にも徹底して土とのアーシングが遮断されたまま生きているのである。

　その結果、私たち現代人は生成され続ける活性酸素を全て排出させることができず、それが原因となり過去にはなかったがんや心血管疾患、認知症、アルツハイマー病など致命的な現代文明病の苦痛と危険の中で生きている。(実際はアーシングが遮断されたまま屋内で飼われているペットも同じである。屋内で飼われている犬や猫がそうであり、鳥かごで飼われていて、土を踏めない鳥もそうである)。

　そしてどうだろうか。アーシングの遮断により地面から自由電子を受け取れないため、血液中にある赤血球の表面電荷 (ゼータ電位) が低くなり、それにより血液の粘性が高まり、ドロドロしてくる。いわゆる血液の細胞が絡み合ってしまう凝集 clumping 現象が起こってしまうのだ。

　その結果、血栓が形成され、その血栓が心臓を巡り、心臓の血管を塞げば心臓麻痺や心筋梗塞など急性心停止により死亡する致命的な危険に直面し、脳血管を塞げば、脳卒中となって現れるのだ。私たちの体とアーシングが遮断されて、電気信号体系により動いている心臓の拍動状況が一瞬でも電気的誤作動を引き起こせば、不整脈現象により生命を失うことが発生しているのだ。

　また、その自由電子の別の重要な役割はまさに体のエネルギー代謝の核心物質である ATP を生成させるのに不可欠な要素だということだ。普段私たちは新鮮な野菜や果物を食べる時、自由電子を得るのだが、それは非常に制限された量だ。一方、裸足で歩いている間、地中に無限に存在する自由電子が体内に入って、ATP を盛んに生成する。従って体のエネルギーが活発になり溢れ出るのだ。それで裸足で歩いた後には体が疲

れなくなる。家に帰った後、すぐに洗濯をし、キムチを漬けることもできるという女性の話がまさにそのような現象のことだ。

　70代の女性会員の体が元気になったということも、地中から上がってきた自由電子の偉大な生理的効果だ。まるで雨が降った後の草や木のように生き生きとしていることと全く変わらない同じ生命の理だ。

　この間、閉経したある女性が2か月ほど裸足で歩いたところ、生理が再び始まったという驚くべきニュースを伝えてきたことがあった。まさに体が生き生きしてきて、生命活動が活発になるという生理的現象のまた別の一例である。そのような現象は男性も同様である。荒れた森林を裸足で歩いていると、次第に男性も力が沸き上がってくるのだ。

　それが創造主が設計した人間の生命の作動メカニズムだ。天地が開かれた時、人間は一日中裸足で歩き、走りながら狩りをし、木の実や果物を採集した後でも体が疲れないように、ATPの生成によりエネルギーで満たされて、体には生命力がみなぎり、種族の存続のための健康な生殖活動が行えるように作られたのだ。

　70歳の体も生命力がみなぎり、閉経の後の女性の生理まで再び始まってしまう裸足ウォーキングの驚くべき生命現象は、これまた人間の人生の奥深さが内在していると言えるのである。

(3) 中年、老年の人々を童顔に変える魔法

　ある会員が1週間の裸足ウォーキング効果を実感し、私にこう言った。「1週間ほど裸足ウォーキングをしたのですが、前には朝起きると顔と手がむくんで、午後にようやく正常に戻り、更年期だからか深く眠ることができなかったんですが、奇跡のようにむくみもなくなり、深く眠れるようになりました。」そして「多くの人は土のベッドや土の寝具類など数百万ウォンを払って購入し、使用していますが、裸足ウォーキングのアーシングはそれよりも何倍、いや何百倍もの効果があるじゃないですか。思えば裸足ウォーキングはとても経済的で健康までボーナスでもらえる

素晴らしい運動です。」と書いてくれた。

　そうなのだ。裸足ウォーキングの治癒効果を1週間という短期間ではあるが、明らかにしてくれた。それはまさに裸足ウォーキングによる指圧効果及びアーシング効果が働いた結果であり、それによって体の生理的変化が肯定的に始まったのだ。それはお金には代えられない大切な人生と生命の変化なのだ。この会員だけでなく裸足で歩く全ての人々に裸足で歩くことによって起こる肯定的な生理的変化を正確に表現してくれるのだ。

　だから常に私は話している。裸足ウォーキング森林ヒーリングスクールに来て、裸足で歩いている女性の方々は、顔がきれいになって、みんな美人になったと。それが裸足ウォーキングによる生理的変化で自然な結果なのだ。2019年5月25日のイベントの時、久しぶりに会った70代のある女性会員も40代ほどの童顔に見えた。また冬の間だが会えなかった会員の顔もやはり光が出るかのようにきれいで、さらに若くなったことを確認することができた。

　実際に会員のキム・テスクさん(63歳女性)もこれまでの1か月間、毎日裸足で歩いている。そして、その顔は輝き透明な若さを見ることができる。久しぶりに見た別の女性会員も顔が輝いていた。まさに裸足の威力なのだ。ところが外見の変化が女性だけのものとは限らない。最近、男性会員の中にも2人の童顔が誕生した。

　そのひとりはある金融会社の役員であるクォン・ミサンさん(51歳男性)だ。私の講演会に参加した彼のお義父さまの話で初めて彼が中年の既婚者であることを知ったという女性会員の彼に対する高評価を聞くほどである。それほどなので、彼の答えはやはり傑作だ。「私、本当に未成年ですよ。」実際、最近の彼の顔は紅潮した美少年のようだ。毎朝、牛眠山（ウミョンサン）を裸足で約1時間30分程度歩いている裸足ウォーキングの威力を彼自身の顔で実証しているのだ。

　そして中年の紳士がもう一人いる。毎朝、大母山の山登りから始めて、約1か月ほど過ぎた。しかし、最近になって60代になったばかりの彼

の顔が白い花が咲いているかのように明るくなった。誰が見ても「童顔」の境地に入りつつある。知り合いの間でも評判だそうだ。

　読者の皆さんも毎日周りの山や森を１日２時間程度、裸足で根気よく歩けば、誰もが裸足ウォーキングの威力を体験することになるだろう。まさにすべての方が、「疾病のない健康な世の中の主人公」になれる。皆さんそれぞれが全く例外なく童顔へと変身する魔法の主人公になれるのだ。

　裸足ウォーキングが与えてくれる利他的精神であるウブントゥ ^{Ubuntu} の精神とともに前向きな人生、そして幸せな人生である姿も、やはり皆さんの顔を明るく変えてくれ昇華させてくれるからである。

(4) 裸足ウォーキングは成長期の子供たちを健康な大人へと成長させてくれる

　ある日、外出したところ、家の前の小学校の運動場で子供たちが元気よく駆け回っている姿を見た。そして、少し行くと公園が見えてきたが、その横にある幼稚園では黄色い制服を着たヒヨコのような幼稚園生たちが、砂場で可愛らしく遊び回っていた。２つの場面は本当に微笑ましい光景ではないかと思う。

　しかし、問題は小学校や幼稚園の子供たちも、素晴らしい土の運動場や遊び場でゴム底の運動靴を履いて遊び回っていることであった。誰一人として裸足で遊んでいる子供がいなかった。それが私たちの現実だ。誰も裸足ウォーキングの驚異的な治癒とヒーリングの効果を教えてもらっていないのだ。裸足で歩くことがよいという事実を先生の中で誰か一人ぐらいは知っているはずだ。しかし、子供たちが足を怪我しないか。子供たちが危ないと抗議する親もいるのではないか。そう恐れているのかも知れないと思った。

　2014年、日本のとりやまスーパ保育園（現在、とりやま子ども園）では、子供たちを一日中裸足で生活させ、裸足で走り回らせたところ、喘息や

アトピー性皮膚炎、脳性麻痺の子供まで健康になる奇跡が起きたという
ニュースがあった。その保育園に通っていた子供たちは暗記力や脳の成
長速度がほかの子供に比べ段違いで高く、幼稚園の子供たちは卒園する
までの3歳から7歳のあいだに、平均2、3千冊の本を読むということだ。
集中力が一般の子供たちよりずっと高くなった証拠だという報道であっ
た (YouTube 動画：子供を天才にする日本のとりやまスーパー保育園編
参考)。

　何年か前のこと大邸のグワンチョン小学校でも、これに似た結果が
ニュースになったことがある。裸足で運動場の土の上を毎日40分、歩か
せたところ、子供たちは「勉強ができるようになった。」「あまり怒らな
くなった。」「挨拶もしっかりできるようになった。」という話をした。子
供たちは自分から進んで早めに登校して、授業の時は集中力が高まり、
それを始めて2か月で魔法のような変化が起きたとみんな驚いたそうだ。
ある保護者は「子供の胸部に障害があって、息を吸うことさえ大変で、
学校でも意気消沈していた。ところが土の上を毎日裸足で歩いたら、症
状もだいぶよくなって、表情がとても明るくなった。」と話をした。その
学校のイ・グムニョ校長は「土の道で裸足ウォーキングをすることは学
生の健康と頭脳活性化、学生の中に潜在している正しい人格を呼び覚ま
し、すべての人を生かす真の人生のための教育。」そして「今も少しずつ
効果が出ているが、こつこつ実践していけば、必ず小さな奇跡が起きる
と確信している。」と述べた。

　上記のニュースはすべて成長期の子供たちに対する裸足ウォーキング
の効果をはっきりと立証しているよい事例であった。私が過去にポーラ
ンドで銀行を経営していた時、役員の一人に赤ちゃんが産まれたのだが、
なかなか首が据わらず、首がぐらぐらするという現象があった。その時、
ポーランドの小児科病院での処方は、毎日1時間から2時間、その子の
腕と足、体全体をマッサージすることであった。一言で足を含めた筋骨
格系全体のマッサージであった。そうしたところ、何か月か後に首はしっ
かり据わった。それだけではない。その後、お姉さんよりもずっと健康

な子として成長した姿を見ることができた。結局、産まれたばかりの赤ちゃんに対する足のマッサージなど、子供の正常な発育と、筋骨格系全体の健康形成に大きな影響を及ぼしていることをこの目で直接確認することができた。

これまで私が常に強調してきたように、私たちが森の中を裸足で歩くことはまさに指圧効果とアーシング効果のためだ。そのような効果のおかげで、これまで多くの「裸足ウォーキング市民運動本部」の会員たちの疾病に対する治癒の証言を聞くことができた。

先ほどのポーランドの病院で処方された赤ちゃんに対する集中的な足へのマッサージによって赤ちゃんの首が据わり、健康な子供として成長した事例や前述した日本の保育園がする子供たちの裸足教育により健康さと頭脳の集中力増進などの現象、そして大邱の小学校の子供たちの1日40分の裸足ウォーキングが起こした魔法のような変化なども、裸足ウォーキングの指圧効果とアーシング効果の驚くべき結果であるのだ。

従って私たちは裸足で歩く楽しさと喜びを、いかなる方法を使ってでも周りの人々だけではなく、子供たちや幼稚園、小学校、中学校、高等学校の学生にまで拡散させなければいけないという結論に達した。そのように裸足で歩き、走り回れば、子供たちの風邪に対する免疫力が高まり、アトピー性皮膚炎など体内の毒素によって生じる全ての疾病から解放される近道になるからである。

(5) 忙しくても10分、20分地面とのアーシングは活力増進の源泉

毎日、多忙な生活を送っている私たちの人生では、絶えず排気ガスのような活性酸素が生成される。活性酸素が生成されると同時に体の外へと排出されなければ、それはまるで毒素のように正常な細胞を攻撃し始める。ついには細胞の突然変異を引き起こし、がんが発病する原因となってしまうのである。

また、一日中歩き回ると、血液がドロドロしてきて、血液循環がスムーズに行われず、血流障害が起こることになる。それはひどい場合、心臓麻痺や急性心停止、脳卒中など心血管、脳疾患を引き起こす原因となり、私たちの体のエネルギー代謝の核心物質であるATPの生成がしっかりとなされない。そのため一日中、体が重かったり、くたくたに疲れてしまうのだ。それにより私たちの体の免疫体系を悪化させ、全身のどこかに問題を引き起こす原因になるのだ。

　それで私は読者の皆さまに土とのアーシングを勧めているのだ。まるで1日3食のように、1日に3回ほど定期的に土とのアーシングをするように勧めている。それは3回だけでなく多多益善(多ければ多いほどよい)とお話している。どんなに裸足で歩いたとしても、それは過剰なことではなく、私たちの裸足ウォーキングがまさに多多益善に当てはまることなのである。

　実際、一日中裸足で生活することが最も理想的な生き方だと言うことができる。それが私たちの人類の始祖であるアダムとイブが生きていたエデンの園での生き方そのものなのだ。

　ある会員は「何日か(裸足ウォーキングが)できず久しぶりに歩くとその効果がしっかり感じられます。数日間、歩かないだけで、すぐに体調が変わったことを感じるんです。」と報告してくれた。私が聞いたところ、この会員は高齢の母親の看病のため病院に通わざるを得なくなり、裸足で歩く時間がなかったためだということだった。そのせいで何日間か裸足で歩けなくなり、その影響を切実に感じていたという。

　一方、ある会員は忙しいスケジュールをこなしていた。ある日、顧客との商談が20分ほど早く終わったため、次のスケジュールまで道路脇にある花壇に靴の片方を脱いで、アーシングをしたところ、頭の中がすっきりしてきたという経験談を伝えてくれた。

　このようなことは私たちがいつも土とのアーシングを行わなければいけないということと、その効果を雄弁に語ってくれている。私たちの体内で休むことなく生成される毒素を排出して、血液をきれいにし、エネ

ルギー代謝の核心物質の ATP を生成させることは地中の自由電子を体内に受け入れることで可能になる。だから土と数多くのアーシングが必要となる。

　この前 SETEC (コンベンションセンター) で行われたヴィーガンフェスティバルで、私は 3 日間 6 回に渡って裸足ウォーキングに関する講演を行った。初日は一日中セメントの上で靴を履いたまま時間を過ごしたからか、本当に体が疲れてしまった。体内の毒素が出ていかないため、血液も当然ドロドロしてきたことだろう。そして ATP の生成も適度に行われていなかったため、体の疲れがひどくなったのだろう。

　だから、私はその翌日から、講演会場のセメントの床に銅網アーシングパッドを敷き、アース線と繋げた後、その上に裸足で立って講義を行った。そうすると、一切疲労感もなく、2 日目、3 日目の講義も無事に終えることができたのである。

　またその期間中のことだ。昼に急用があり、講演会場から外に出て車を運転し事務所の駐車場に入ったとき、目の前に雨で濡れた生き生きとした芝生が目に入ってきた。その瞬間少しでもアーシングをしなければという思いで、時間は十分ではなかったのだが、すぐ傘を差して、靴を脱ぎ芝生の上に立った。その瞬間、爽やかな芝生の気運と地中から裸足を通して上がってくる命の自由電子が私の体内にとめどなく入ってきたのだ。

　そうして約 5 分というわずかな時間であったがアーシングを通して、それまで溜っていた疲れが一瞬にして吹き飛んでしまった。少しアーシングをしただけでも私は活力に溢れた時間を持つことができたのだった。

　前述したハワイのジュジュベクリニックのある医師の YouTube 動画は、10 分間の裸足ウォーキングを通して、私たちの血液がどれだけきれいになり、血流の速度が早くなるのかをはっきり見せてくれた。この動画で医師が患者の血液を顕微鏡で見ると赤血球が互いにくっつき合い、ドロドロした状態であったが、その患者を外に連れだし、裸足で土の上を約 10 分程度歩かせた後に、同じ検査をしたところ、赤血球が驚くほど

きれいになり、ブドウの粒のようにきれいな状態を見ることができた。

　2013年にも心臓医学者ガエタン・シュヴァリエ博士は、10人の被験者のアーシング前の血液とアーシング2時間後の血液をそれぞれ暗視野顕微鏡によって観察をしたところ、赤血球のゼータ電位が平均2.7倍上昇したという研究結果を発表したことがあるとこれまで何度も引用してきたのだが、前述のハワイの医師はたった10分の裸足ウォーキングで凝集した赤血球がきれいに整列してしまうことを明らかにしてくれた。

　結局、10分間の裸足ウォーキングだけでも2時間アーシングをしたのと同じくらい血液がサラサラできれいになったということと、また血流速度も早くなったということを見せてくれた。このような事実はまさに10分や20分という短時間でも裸足アーシングによる充電が私たちの血液を充分にサラサラにしきれいにしてくれるということの証拠である。

　従ってこの機会に読者の皆さまに勧めたいことは、時間があれば、家の近所や職場の近くにある小さくても土のある場所を覚えておき、時々外に出て、10分、あるいは20分程度の急速アーシング充電を行ってみてほしい。そうすることができさえすれば、読者の皆さまの日常がずっと気持よく活気溢れる生活になり、あるいは職場生活もよい方向へと改善されることになるだろう。それは皆さまの人生を成功へと導いていく根幹であると同時に推進力となると思う。

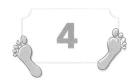

天然の神経安定剤

(1) 裸足ウォーキングとアーシングは天然の神経安定剤

　以前、自宅のインターネット回線に問題が生じ、コンピューターが使えなくなってしまった。そのせいで一時ではあるがとても苦労したことがある。コンピューターが動かなくなり、スマートフォンを使って、その週の土曜日のオンライン放送と裸足森林ウォーキングの感想を入力し、それをアップロードしてる途中で消えてしまったのだ。1時間もかけて一生懸命タイピングした文章が全て消えてしまった。夜の11時にもう一度挑戦したのだが、夜12時頃、その原稿さえすっかり消えてしまったのだ。このように悪戦苦闘しているうちに夜の12時も過ぎたということで、いったん眠り、明け方4時に起きて同じ原稿をもう一度書き始めた。このように何度か同じことを繰り返し、怒りが爆発寸前の状態になった。ところが朝6時頃また横になり、仮眠をとった後、今回はマンションの庭に出て裸足で立った。すると、明るい朝の光の暖かさと、地中から上がってくる無限の自由電子により私の体と精神は一点の曇りもなくすっきりと清らかになった。

　裸足とアーシングの治癒のメカニズムを知らない人の場合、ストレスが解消されない状態が続いたらどうなるのだろうか。神経が高ぶるだけでなく、そのような状況が緩和されなかったり、解消されない場合は身

体的、精神的にさまざまな問題が起こる。それだけではない。全般的な免疫力まで落ちてしまい、精神的、身体的に危機的状況へと突き進んでしまうのである。

　最近、精神的苦痛を忘れるため、間違った方法により薬物などに手を出してしまう著名人の話をニュースを通して目にする。もちろん現実で困難なことは誰にでもあり得ることである。数多くのストレスと心の煩いの中から逃れるため、それこそ凄絶な努力を傾けている。ストレスと苦悩の解消ができなければ、結果的に行きつくところが病院での処方による神経安定剤などの薬物なのだ。その薬物の力を借りて、睡眠をとったり、一時的な安定を得ようとするのである。

　しかし、それは根本的な解決にはならない。薬の効果が落ちれば、次回はもっと多くの薬を処方してもらい、その不安を抑え、またその次にはさらに多くの強い薬を要求することになる。そして最後には私たちが時々目にする薬物中毒の状態に陥ってしまう場合が多いからである。

　アメリカの医者たちが行ったアーシング実験の結果を発表した論文が既に明らかにしたように、アーシングを行えば、ストレスホルモンの分泌が自然に安定し、それによりコントロールができなかった不安といら立ち、過敏反応などの現象が解消され平穏と精神的な安定を得ることができた。

　いつも話をしてるが、森の中を裸足で歩けば、何事にも感謝して前向きで積極的な心へと満たされていく。そしてこの世の中に立ち向かう自信に溢れ、信念と確信を持っている人に変わっていくのである。ストレスと悲しみの中にいる人が裸足で歩き、そしてアーシングをすれば、過去の荒れた気持ちやコントロールができなかった心の状態から抜け出すことができる。まるで砂漠のオアシスに透き通った湧水が溢れ出るような新たな自信に満たされた人生を歩んでいくことができるのである。

　そのような点でも裸足ウォーキング市民運動本部の数多くある治癒の事例のなかでシン・ギョンスクさん（72歳女性）の場合がそうだと言える。私の自宅の近くに住んでいて、ほとんど毎日、森で会っている。彼女は

単なる消化不良の胃腸障害患者であった。しかし、残念なことに一般的な薬ぐは胃腸障害は治らなかった。ついには町のある医院で神経精神科の薬の処方を受けて、その結果、数年が経ったにも関わらず、薬の処方がなければ、あるいは薬を服用しなければ不安で生きることも難しい状態になってしまった。

　それで、私は彼女に会うたびに「今、薬を止めなければ永遠に薬の奴隷のまま不幸な人生を歩んでしまいます。そうなりたくないのであれば、直ちに薬を止めなさい。そして、その薬を止めることで襲ってくる一時的な不安と禁断症状を感じる時には、何があっても外へ出て、両手両足を地面につけて這いつくばりなさい。」と強い口調で話した。「土が、母なる大地が私を生かす。」のように叫びながら確信を持って裸足ウォーキングに頼るようにと念を押して彼女を励ました。こうして彼女は裸足で歩き、また走りながら、何らかの不安に襲われる時、胸を拳で叩きながら、「土が私を生かす」と信じ、それに頼るように励まし、応援したのだ。

　そのように困難で死闘のような闘病の日々を送って数か月が過ぎた。そして彼女は最近「会長のおかげで助かりました。」と挨拶をするようになった。またある日、その治癒の喜びを表現するため、その歓喜の歌を彼女が得意とする巫女の歌と彼女の渋い歌声で聞かせてくれた。

　その直後、彼女は清渓山の麓に引っ越した。そして、毎日清渓山を裸足で歩きながら、地獄のような不安からも完全に抜け出し、治癒の喜びと歓喜を電話で伝えてくれた。電話の向こうから聞こえてくる彼女の声は活気に溢れていて、新たな生命の力を得て、受話器がビリビリと震えるほどであった。そしてついに最後まで飲んでいた胃腸薬をはじめ一切の薬を止めた。そして毎日が幸せであると、何度も感謝の言葉を伝えてくれた。彼女のご主人まで電話を変わり、おかげさまでよくなったと感謝の言葉を述べてくれた。これまでの数週間で「妻は食欲も旺盛になり、何か月間も増えなかった体重が 4kg も増えて、完全に別人のように健康になった。」と何度も何度も感謝の言葉を伝えてくれた。

　先のシン・ギョンスクさんの治癒の事例から私は改めて確信した。ど

んなに不安でストレスに溢れかえった人であっても、裸足で森の中を歩いてアーシングを行い、『土が命を生かす』と確信を持って実践すれば、あらゆる不安や憂鬱、いら立ち、過敏反応などの症状も彼女のようにきれいに解消されてしまうという事実をだ。

　先に述べた朝に短時間ではあったが、裸足で歩き、それまで感じていた激しい心理的ストレスが全て解消したという私の場合もそうであったし、これまでの何か月も続いた死闘と神経安定剤という薬物を止めることによって訪れたシン・ギョンスクさんの治癒の喜びと歓喜、幸せの叫びもそうであった。

　裸足ウォーキングとアーシングは間違いなく天然の精神安定剤である。まったく費用もかからない。そしてまったく害がない。ただ靴を脱いで母なる大地に裸足で立った瞬間、阿修羅のようなこの現実の不安からエデンの園の平穏へと皆さまを案内し、母の胸のように暖かく包み込んでくれることだろう。

(2) 裸足ウォーキングはうつ、不安、いら立ち、過敏症状などからの出口

　この前、ある女優が長い間患っていたうつ病から自ら死を選び、この世から去っていってしまった。そして彼女に続き別の女優も後を追ってしまうということが起こった。1か月の間に花のように美しい女優が2人も自ら死を選んでしまうという悲劇が起こってしまった。特別な社会的対策がなさればければ、このような悲劇は今後も続くかもしれないという予想が十分に可能である。

　実際、これ以前にも有名人はもちろん、学生、若者、一般人がうつ病などによって自ら死を選ぶというケースを私たちはたびたび見てきた。この前も有名な政治家であり、私と同じ高校出身の5年後輩であった、ある代議士もやはりうつ病であると告白した。そして彼もやはり自ら死を選んでしまうという悲劇の主人公になってしまった。しかし、そこま

で精神的に追い詰められてはいないが、時々私たち自身も「私って今、一体何考えてるんだろう」という場合がある。「もしかして自分もうつ病ではないか」という不安に駆られることもある。

　なぜなら、私たち現代人の暮らしは、私たちを何が何だかわからない状態にまで追い込み、そして時には、理解ができない不条理なことに巻き込まれてしまう。このように、この世での出来事は私たちを苦悩とストレスの沼に落としてしまうことなど日常茶飯事であるからだ。それぞれ異なる生活環境の中で発生する多くのストレスの要因、それを上手く克服できればストレスはむしろチャレンジと成長の新たなきっかけになるのだが、その反対の場合は挫折と悲嘆、そして悲劇という高い代価を払うことになる。不眠の夜、終わりなく苦しいうつ病はそうやって生まれる。

　神話というアイドルグループのメンバーで歌手のキム・ドンワンは、自死した女優を追悼するコメントで「向精神薬の服用がどれほど簡単で容易なことなのか、しかし、どれだけ多くの副作用と後遺症を持っているのかを多くの論文と報告書が述べています。患者の症状を解決するためだと話して、すぐに薬物を勧めることをこれ以上傍観するわけにはいきません。」と主張したことがある。アイドルグループのワンダーガールズ出身のソネは「今、この時間にも同じ痛みに堪えている多くの方々…。特に芸能界の後輩たちがいるという思いでとても申し訳ない気持ちでいっぱいです。何もしてあげられない…。その痛みを分かち合う勇気を少しでも出してくれるなら、いつでも聞いてあげたい、そんな気持ちです。」と明らかにし、「向精神薬は決して非常口ではありません。選べないと考えないでください。私たちに残されたこの悲しみの足跡を記憶し続けます。」と伝えた。

　しかし、そのような苦痛に悩まされた人々は、まだ根本的な解決策を見つけられないでいる。相変わらず病院と薬に頼っていて、その一部は向精神薬の中毒になり、逃れることも困難な絶望のどん底に陥ることを私たちは周りで見てきたし、また今も見ているのである。

人々が持つ憂鬱感の根本的な原因は自分自身に対する不満、周りから認められていないという考え、またはほかの人との比較を通した相対的不足感や喪失感などをきっかけとするコンプレックス、SNS上での誹謗中傷などから受けるストレスから始まる。

　しかし、ストレスと関連した私たちの体にあるホルモンがコルチゾール cortisol だ。斗山百科はコルチゾールを「急性ストレスに反応して分泌される物質で、ストレスに対抗する体の必要なエネルギーを供給する役割を果たす。コルチゾールは腎臓の副腎皮質から分泌されるストレスホルモンである。体がストレスのような外部の刺激に対抗するため、最大のエネルギーを作り出そうとする過程において分泌され、血圧とブドウ糖の数値を高めることと同様の役割を果たす … だから問題はストレスを受けすぎたり、慢性ストレスになればコルチゾールの血中濃度が高まってしまう。その結果食欲が増加したり、脂肪の蓄積をもたらす。また血圧が上がり高血圧の危険も増加し、筋組織の損傷も起こりうる。不安といら立ちの状態が続き、体重の増加と共に慢性疲労、慢性頭痛、不眠症などの症状が現れる。また免疫機能が弱まり風邪のようなウイルス性疾病にかかりやすくなる恐れもある。」と定義している。

　結局、ストレスが大きくなれば、コルチゾール分泌がさらに増加したり、不安定になると同時に「不安といら立ちの状態が続いて、体重の増加とともに慢性疲労、不眠症などの症状」へと繋がる状況に至るという説明だ。それならばコルチゾール分泌を正常にして、その過剰分泌を防ぐことが、まさにその解決策になるということを誰でも推察できる。

　これに関連し、医学界は心理的または精神医学的な相談をしてコルチゾール分泌を正常にしたり、症状の好転が見られない場合、これに関連したさまざまな向精神薬の投与により、それを暫定的に解決する処置をとったと見られる。しかし、そのような薬物の投与は根本的なコルチゾール分泌の正常化を図るというよりも一時的に安定させる手段に過ぎないのではないか。

　前述した2004年10月アメリカの代替医学誌で発表されたモリス・ガ

リー Maurice Ghaly とデイル・テプリツ Dale Teplitz の『コルチゾールと主観的熟眠、痛み、ストレス水準で測定した睡眠時の人体アーシングの生物学的効果 The biologic effects of grounding the human body during sleep as measured by cortisol levels and subjective reporting of sleep, pain, and stress』という研究論文において、ストレスを受けていない個人の場合、正常なコルチゾール分泌は予測可能な様子を帯びている。通常は夜の 12 時頃、最も少なく分泌され、午前 8 時ごろ最高水準の分泌を記録し (下のグラフ A)、アーシング前の被験者 12 人のコルチゾール分泌の様子は、いろいろな形をしている反面 (グラフ B)、8 週間のアーシングをした後のコルチゾール分泌のグラフを見ると、このコルチゾールレベルが全ての被験者でほとんど同じように安定化したことを表していると発表した。(グラフ C)

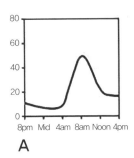 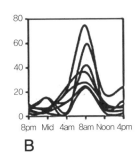 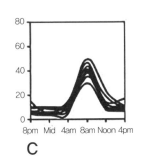

その後、2010 年アーシング理論を初めて発表したアメリカの電気技術者クリント・オーバー Clint Ober と工学物理学者ガエタン・シュヴァリエ博士 Gaetan Chevalier, Ph.D.、健康専門寄稿者マーティン・ズッカー Martin Zucker, Health writer などが 2017 年 3 月 28 日付けに発表した前述の『人体のアーシング：アーシングの治癒効果 Grounding the Human Body: The Healing Benefits of Earthing』という別の論文で、上記の 2004 年度の論文の実験結果を下のように要約し、引用した。

つまり、ストレスの軽減の程度を測定するため、12 人の男女 (男性 6 人、女性 6 人) をアーシングをした状態で睡眠をとらせたところ、8 週間後にストレスホルモンであるコルチゾール cortisol の 1 日の周期がアーシン

グ前には不安定であり個人差もさまざまな状態であったのだが、アーシングをした後には全ての人がほとんど正常になり、安定したことか確認できた。アーシング8週（2か月）後、12人中の11人が、すぐに眠りに落ち、6人の女性の中で5人が生理前の火照り PMS hot flashes が減少し、12人中の9人の疲労が回復して、再充電ができたことを感じ、12人中の9人が感情的なストレス、不安、憂鬱、過敏反応などが減ったと報告した。またこのようなコルチゾールのリズムの正常化から、さらに参加者たちは眠りに早く落ちるだけでなく、目覚めも以前よりももっとすっきりしたことを感じたと報告した。私が『裸足ウォーキングの奇跡』で明らかにした、「裸足ウォーキング2か月の治癒の仮説」の内容と同じ研究結果である。

　それゆえ、人を不安にするストレスホルモンであるコルチゾールの分泌を安定させることが「感情的なストレス、不安、憂鬱、過敏反応」などを根本的に減らすことができる最高の方策であることを上記の結果から推察できる。そしてその道は私たちの体の土とのアーシング、つまり、森林裸足ウォーキングにあることを示唆している。

　実際、裸足ウォーキング市民運動本部の会員が裸足で歩き、恍惚さを感じたとか、意識のリセットを通して否定的で何かを恨み、不幸だという考えから、前向きに感謝して幸せだと感じることへの瞬間的な意識の転換、つまり、リセット reset を成し遂げたということなどが上記のような実験結果とも一致しているという事実を確認することができるはずだ。

　だから、誰でも不安であったり、憂鬱な時はいつでも森へ行き、裸足で歩いてアーシングをすることを勧めるのである。森の中での裸足ウォーキングは向精神薬がもたらす副作用、薬物中毒などの危険が存在しない。本当に自然そのままの天然神経精神安定剤であるため、人の意識を不安、憂鬱、怒りのような否定的な考えから、自然そのままの平穏と喜び、感謝という前向きな考え方へと転換してくれる。そして人の意識を肯定的なものへとリセットしてくれるはずだ。

　そしてさらに多くの人に裸足で森の中を歩いたり、アーシングを行う

ことで、さまざまな肉体的疾病はや憂鬱、不安など心因性疾病の苦痛が
ない健康な世を生きることができるように指導し、啓蒙していくことを
ともに力を合わせて進めて行って欲しい。

　それは今後、これ以上、自ら死を選んだ女優たちや代議士のような悲
劇は起きないでほしいと心から望むからである。

(3) 裸足ウォーキングで歩く地面は不安を癒す生命の母体

　アルツハイマー病のご主人を介護している女性会員が次のようなこと
を掲示板に書いてくれた。「昨日も主人と一緒に山に登り、2 時間 20 分
の間、裸足で土を踏みました。何日間かは主人も大変でした。体が弱っ
ているのか、寝る時も脂汗をかくことも多く、最近また苦しいと言って
寝ることもできなかったんです。それで昨日の夜は病院からもらった治
療用のパッチ (皮膚に付けて、皮膚を通して神経伝達物質が体内に浸透し、
薬の効果を持続させる) を使わずに、アーシングパッドとアーシングバ
ンドを使ってみたらぐっすり眠れました。私が病院のパッチを使わない
というと、病院を信じる子供たちがうるさいから、使い続けていたんで
すが、言い訳を言って、パッチをしませんでした。おかげで生きていけ
そうです。」

　このようにアルツハイマー病のご主人のために、病院から出されたパッ
チをやめたり、またつけたりという葛藤の中でもアーシングをしている
という心の煩いの過程を上記のように描写してくれた。

　以前、私もアメリカにいる孫が風邪を引いた時、薬を処方してくれな
い医者を恨んだ経験があって、その会員の子供たちが気を揉むことは共
感できる。しかし私の孫は息を吸うことさえつらそうに咳込んでいたの
に、1 週間経つと自然に治ってしまった。薬の処方なく自然に私たちの体
は治癒ができるようになっていることを象徴的に表してくれた大切な事
例の一つとなった。実際、薬を飲むのか飲まないのか、医者の処方が急
いで必要な疾病なのか、軽い病は相応の薬により治癒しているのは事実

だ。だから私たちは病院と医者を信頼しているのである。

　しかし、身体的な症状に精神科的な薬物を処方するという特別な場合、私は多くの被害を見てきたため、少なくともその部分だけは時により断固として意見を言う。私の親戚の一人がやはり数年前70代前半の年齢で、単純に物覚えが少し悪くなった程度だったのに、認知症の初期症状だと言われ、家族たちは非常に悩み、あの病院この病院と訪ね歩きながら、さまざまな精神科の薬の処方を受けて服用した。その後、急速に症状が悪化し、70代半ばで介護福祉老人施設に入所した。そしてわずか数年でこの世から去ってしまうという残念なことになってしまったのだ。

　昨年の夏頃だったろうか、私が住んでいる町のある70代前半の女性会員はチョ・オクスンさんの勧めにより裸足ウォーキングに参加した。当時その方もさまざまな身体的問題のせいで病院を転々としながら各種の薬物と注射を打つ生活が続き、とうとう神経精神科の薬まで投薬されるようになった。同じ薬を使い続けても治らないため、結局は精神科系統の薬を使うことになったのだが、それはすぐに効果が現れたように思われた。しかしその後からは薬がなくなると体と心が不安になり、普段の生活も困難な状態となって症状は悪化する一方であった。結局は薬が薬を呼び、その薬物によりさらに大きな身体的、精神的疾病へと悪化したのだ。

　だから、私は彼女に会うたびに「裸足で歩けば、そんな心因性疾病なんか治ります。土が命を生かしてくれます。もし精神科の薬を飲み続ければ、一生その薬から逃れることができなくなってしまいます。そしてどんどん心の不安という立ちはひどくなることでしょう。だから、薬を止めてください。そして土と裸足ウォーキングが生命を生かすと信じてついてきてください。実践しましょう。」このように繰り返し強調したのだった。

　その方もやはり隣で一緒に裸足で歩くチョ・オクスンさんの半身不随がよくなるのを見て、自分も治るのではないかという考えを持っていた。そして毎日裸足で歩き薬を止めた。しかし、その過程は本当に険しいものであった。長い時間をかけて習慣となっていた神経精神科の薬の被害は深刻なものであった。ある時には、胸を叩きながら、おかしくなりそ

うだと叫んでいた。そして薬がなくては到底生きていけないと、薬を飲んだり、止めたりという状況を繰り返した。そのたびに私は「それほど不安でしたら、泣いてください。叫んでください。そして、土の上に、両手と両足をつけて叫んでください。そうやって、この地面が私を生かすんだと信じて這って歩いていれば、そのうち体と心が平穏になってくるはずです。」

　最近もそんなことが数回あった。「とてもじゃないが不安でたまらない。」と言い、そばにいたご主人が以前精神科の薬の処方をした病院に電話をかけたところ、「明日、すぐに病院に来て、胃内視鏡検査と大腸内視鏡検査を受けさせなさい。」という言葉が受話器の向こうから聞こえてきた。薬物中毒の結果として堪えられないほどの精神的な不安により苦しんでいる人に内視鏡検査を受けろだなんて…。

　それで、彼女は私の言葉に従うことにした。私は直接、自宅に訪問してご主人と一緒にアース線が繋がっているのかを確認し、私が製作したアーシングパッドを設置した。そして昨年の冬、彼女は一日も欠かさず裸足で歩いた。

　その後、彼女の外見も日が経つにつれて明るくなり、若返った。そして、もう一つ。もっとも大きな希望が見えたのだ。まさに心理的な不安を感じる症状の発生間隔が時間が経つにつれて長くなっていたのだ。ひと言で言うと心理的不安状態が緩和し、平穏に過ごせる日数がどんどん長くなっていったのだ。

　最近は体重が減りすぎていると心配し、甘い物が食べたくなるというので、もしかしたら、体の塩分濃度が低くなっているのではないか確認してくださいと伝えた。そして、いい塩を摂取するようにしたところ、1か月で塩分濃度が 0.2% から 0.9% まで上昇したと喜んでいた。また何日か前には病院で膵臓などの検査をしたのだが、体全ての臓器は正常であるといううれしい結果を受けたというのだ。

　どれほど劇的な展開なのかわからない。ちょうど彼女が京畿道に引っ越しするということで、挨拶を交わしたところだ。これまでの心因性疾

病の暗い苦痛のトンネルを抜け出し、彼女が明るい姿で去っていくのを見ると、どれほど感謝していいかわからない。彼女に感想をひと言お願いしたのだが、彼女の特技である巫女の歌を一節、大きな声で歌い感謝の意を表してくれた。

　これはまさに裸足で歩きアーシングを行う大地は身体的健康はもちろん、心の不安まで治癒する生命の母体であることを改めて感じる驚異的な治癒の事例だ。

　その点において前述したアルツハイマー病を患っているご主人を持つ会員の場合も私は希望を捨ててはいない。このアルツハイマー病もやはり活性酸素の弊害からくる疾病の一つだが、毎日2人の手をとり、裸足で山を歩けば、母なる大地から放たれる生命の気運で十分に満たされるからだ。そして私が製作したアーシングハンドバンドをつけ、睡眠中にご主人の体に生命の母体である土からの自由電子が流れ続けるのだ。そしてすぐに頭がすっきりすることを確認した。昼と夜の間、アーシングをし続け、アルツハイマー病の原因である活性酸素を中和し、消滅させるという根本的な治癒が働いているからである。

　実際にこの間も彼女のご主人がこれまで忘れていた、手提げ金庫の暗証番号まで思い出したという驚くべき事実を伝えてくれた。ただ、問題は病院から処方された薬とパッチをつけることで起こるさまざまな苦痛と葛藤だ。その部分についても私が前に別の女性会員に話した通り、「何があっても薬を止めて、土が私を生かすんだと信じ土に体を投げるのです。」と、きつい言葉を伝えたいのだが…。結局、その判断と実践の可否は彼女と子供たちの家族にかかっている。

　ここで、私たちは共に「土が命を生かす。」は強力な希望とアーシングが与えてくれる天然の抗酸化効果、血液の希釈効果、体のエネルギー代謝の核心物質であるATP生成効果、ストレスホルモンであるコルチゾールホルモン分泌の安定効果、炎症と疼痛の治癒効果など多くのアメリカの医学者が明らかにした科学的治癒のメカニズムを信じ、それを共有して、辛いトンネルから抜け出すことを心から応援し祈っている。

(4) 裸足ウォーキングは意識をリセット ^{reset} し、肯定と感謝、幸福へと変えてくれる

以前、裸足ウォーキング市民運動本部のイ・ソミョン副会長(68歳女性)が「頭脳のリセットボタンを押せば不安、憂鬱、怒りなどの否定的な感情が沸き上がることもなく、消え去ってしまうと話した。多くの方がこのリセットボタンを押し、神経安定剤の役割を果たしてくれること。つまりそれは裸足で地面とアーシングすれば起こる現象だと話している。」というコメントを書いて掲示板に載せてくれたことがあった。まさに裸足ウォーキングが私たちの意識の方向を不安、憂鬱、怒りなどの否定的な考えから平穏と喜び、感謝などの肯定的な考えへと変えてくれる道であることを話したのである。

また裸足ウォーキング市民運動本部の別の会員は過去、中国の太行山で裸足ウォーキングを行い、「エクスタシーだ」という表現まで使った。登山靴を履いて歩いていたのだが、それを脱いで裸足で地面を踏んだ時に感じた裸足ウォーキングの喜びはエクスタシーだという言葉が出るほど本当に心身が軽くなる驚異的なことなのだ。森林裸足ウォーキングは私たちの考えを否定的で不平を言い不幸だという考えから、肯定的で感謝し幸せを感じることへ一瞬で意識転換が成されるからだ。まさに意識のリセットだ。

そして、ほかの会員は森を歩き、その無限の幸福感を「雨が晴れた森の中から漢方薬を作る匂いがする。… 深い香りのハーブの匂いや何かはわからない漢方薬の匂いがする。… ああ、全身に広がる裸足の毒に酔い、今日も昨日より大きくなった幸せの中に抱かれてみたい。」と歌ったのである。「私たち裸足ウォーキングにはまったみたいです。昨日、見つけたコースを今日は雨の中で歩いたから、とても平和で幸せでした。渓谷の水が流れる音は頭をすっきりさせてくれ、ぽつぽつと降りしきる雨粒まで愛情を感じる道でした。はまればはまるほど、幸せは大きくなります。」と歌っているということはやはり、明らかに意識を幸せへとリセットしている事例だと言える。

誰かがいつだったか「ちょっとだけおかしくなれば幸せになれます。」と言ったことがある。実際、森に入り、裸足で歩くと、私たちはそのエクスタシーで少しおかしくなるのだ。まさに私たちの意識が前向きで感謝する心、そして、幸せへとリセットされる気持ちに至るのである。

　この前また別の会員も「ただ靴を脱いだだけなのに、一日、また一日と新鮮な感動というプレゼントをもらっています。どこに行っても土だけが見えます。土の道だけを考えています。」と話してくれた。また別の会員も「私は（裸足ウォーキングに）妙な魅力を発見しました。正直、前はわざわざ運動のため歩いていたのですが、裸足で土の道を歩けばまた歩きたくなるんです。いわゆる土と繊細に出会うとでもいいますか。」という言葉もやはり森林裸足ウォーキングが私たちの意識を官能の美学へと、その美しい毒性へとリセットしてくれることを擬人法の例えを使い素敵に表現してくれたのだ。

　地面とアーシングをする森林裸足ウォーキングの魅力と感動はこれほど驚異的だ。まるで演劇での第1幕が2幕へと変わりながら、場面が観客の意表を突いて完璧に反対の方向へと変わるかのように、否定から肯定へ、恨み辛みから感謝へ、不幸から幸せのモードへと裸足で歩く私たち全ての意識を一瞬でリセットしてくれるのだ。それは「頭脳のリセットボタンが押され、不安、憂鬱、怒りのような否定的感情が沸き上がることもなく消えてしまう現象」と同じだと言える。

　まさにこれが私たちが毎日裸足で森の中を歩かなければならない理由だ。特に前述した自ら死を選んだある女優のように、うつ病で苦しんでいる人の場合には、切り放せない薬物への依存、中毒にさせる向精神薬を処方されるのではなく、一切、無害で天然の心身安定剤である森林裸足ウォーキングの処方を受けなければならない。そうして毎日裸足で歩き、心の中に砂漠のオアシスの湧水のごとく清涼な幸福感が沸き上がり、心身が平和になり安定する。憂鬱さはいつの間にか溶け去る雪のようになくなり、静かな喜びと幸福感で満たされた人生を送ることができるからだ。また別の会員が毎日「私は裸足ウォーキングが本当に好きです。

今日も人生で最高の日です。ファイト。愛してます。はははは。」といつも掲示板に書き込むこともまさにそんな理由からなのである。

　だから私たちは少しでも周りにいるたくさんの人が森林裸足ウォーキングを通して現実で襲いかかる日常のストレスと不安、憂鬱などから逃れて、胸の中をオアシスから湧き出る清らかな水で洗い流すように、各自の感情をリセットし、同時に肯定と感謝そして幸せに満たされた人生を生きていけるようにと望むのである。

　裸足ウォーキング市民運動本部の活動は、裸足ウォーキングをして疾病の苦痛がない「命を救う運動」であることと同時に、私たちの意識を不安、憂鬱、怒りという否定的な考えから平穏、喜び、感謝という肯定的な考えへ変えようという「意識リセットの叫び」でもあるのだ。

(5) 裸足ウォーキングは認知症、パーキンソン病、アルツハイマー病などの予防策

　この前裸足ウォーキング市民運動本部の大母山裸足森林ウォーキング「大母山詩」を朗読するパーキンソン病患者がいた。当時、すでに 3 か月間、私の裸足森林ウォーキングに合流し、一緒に歩いたりした。

　パーキンソン病は認知症の次に多い代表的な退行性脳疾患だ。ソウル大学病院医学情報によると、「私たちの脳内にはいくつかの神経伝達物質があるが、そのなかで運動に必ず必要なドーパミンというものがあります。パーキンソン病は中脳に位置した黒質という脳の特定部位からこのようなドーパミンを分泌する神経細胞が、原因もわからないまま徐々に失われていく疾病として、パーキンソン患者には動作緩慢 (動きが遅くなる)、安静時の震え、筋肉のこわばり、姿勢反射障害などの症状が見られます。」と書いてある。

　その日、彼と話をしたのだが、彼は約 10 年前、韓国で最高の職場と言われる企業で働いていたのだが、そこを定年退職したそうだ。当時、与えられた業務上のストレスがひどく、それが原因となり、パーキンソ

ン病になってしまったようだと話した。結局、ストレスによる心的負担が脳神経系統を傷つけ、パーキンソン病が発症してしまったのだ。

　ところで私たちは生活していると、多くのストレスと怒りや悔しさなどが溜ってしまうことが普通である。それをどう解消するのか、とても重要なのだが、通常の場合にはそんなストレスと体内に蓄積された鬱憤などを解消する方法として、酒やギャンブル、最悪の場合は麻薬などに陥ることもしばしばある。

　なぜなら私たち人間本来の生理的なシステムに最も適した、そして自然にストレスなどを解消する方法が閉ざされてしまっているからだ。まさに靴を履いて生きていく人生とアーシングが遮断された人生により、私たちの体内で発生する毒素である活性酸素が外に排出されずに、私たちの血液をドロドロにしてしまう。そして、ストレスホルモンであるコルチゾールの分泌が制御されない状況を改善できないため、ストレスは極限まで高まってしまうのだ。そうして体と精神のどこかに炎症が起こってしまうのだ。

　それががんや心血管疾患、脳卒中として現れたり、この方のように脳神経の損傷によって、認知症やアルツハイマー病、パーキンソン病のような疾病として現れるのではないかと思う。

　結局、私たちはそんなストレスをどのように解消することができるのか。体内で発生する毒素をどう解決することができるのか。そして、ドロドロした血液をどのようにサラサラにして、血流を早くすることができるのかなどの問いに改めて至るのである。

　もし、彼が発症前から裸足で歩き、アーシングを行う方法を知っていたのならば、恐らく職場でのストレスを根本から解消することができたのではないか。この前、会員のクォン・マサンさんが職場でのストレスのせいで発症した虚血性脳卒中と高血圧、糖尿病、そして耳鳴りにまで悩まされるという大変な状態をわずか2、3か月毎日裸足ウォーキングで治癒されてしまったように、もし裸足ウォーキングという治癒策を知っていたのならば、彼のパーキンソン病も発病初期に治癒が可能であった

かもしれない。あるいは発病それ自体を防いでいたかもしれない。そう考えてしまうのだ。

　しかし結局、裸足ウォーキングとアーシングという最高の方法を知らなかったために、病院を訪ね、精神神経科の薬物を服用しなければならない状況になってしまったのだ。病院のほとんどがパーキンソン病の進行を遅らせる名目で薬を処方すると聞いた。治療薬ではなく、ただ進行を遅らせるだけなのだ。

　何年か前に故人となった私の母が94歳で亡くなるまで、せん妄があると言われ、病院に行った。そして認知症の始まりだと診断され、認知症の進行を遅らせる薬の処方を受けた。しかしその薬を飲んだ後、母は完全に元気がなくなってしまい、朝は床から起きることさえできなくなり、病院に行って抗議して、薬の含有量を減らしてもらったことがある。

　しかし、残念なことに、その後、高齢の母の人生は、さらに虚弱になってしまった。一時的にせん妄はなくなったのだが、振り返ってみれば、母は意識が混濁した状態で薬の中で亡くなってしまったのだ。この心痛な記憶が鮮やかに残っている。当時の私は前も後ろも判断がつかない状態であり、裸足で地面をアーシングするのも困難であった無知と現実の限界のせいであった。まことに痛嘆なことであった。

　ところが前述したパーキンソン病の患者の話を聞いてみると、これまで10年余り病院に通っていたにもかかわらず、少しずつ病状が悪化しているということであった。しかし本当はもっと早く悪化したかもしれない病状のスピードを遅らせてきたと話をした。実際、そのように自らを慰めることができるのかはわからない。もしかすると薬でその速度にブレーキをかけられたかはわからないが、結局状態はどんどん悪くなっていったではないか。

　しかし、まだこの患者はコントロールが可能な範囲内であったために、幸いなことに彼は約3か月前から私と一緒に裸足で歩いている。そして、3か月前に私と初めて会った頃よりも、今はずっと自然に歩けていると信じている。まだ手も足も震えてはいるけれども、意識もはっきりして

いるし、歩く姿も始めの不安定な姿から、相当の部分で改善されたと考える。

　私は彼のパーキンソン病が発病した原因はまさに地面とのアーシングの遮断によるものだということを確認できたと信じている。そして、靴を脱いで、今までの3か月間、裸足で歩いている。1日2,3時間大母山を歩いていると話していた。

　私は彼に1日1回だけでなく、午前に1回、午後に1回、そして夕食の後にも裸足で歩くよう生活習慣を変えていくことを勧めた。現在の1日1回、裸足ウォーキングをして、残りの時間に本を読んだり別のことをする生活パターンではなく、1日2,3回以上、森で歩き、本を読み、文を書く、そんな森の中での生活に変えるようにと勧めたのだ。まさに地面とのアーシングの時間を増やし、土の上に生きる意味を、そして治癒の道を見つけるようにと勧めたのだ。

　母なる大地は必ず治してくれる。土は私たちに生命の自由電子を与えてくれる。それにより体内から毒素が排出されて、血液がきれいになり、エネルギー代謝の核心物質であるATPが生成されて、ストレスホルモンであるコルチゾールの分泌を安定させてくれる。

　従って、裸足で歩いて土とのアーシングを日常化させることは、彼のパーキンソン病を根本的に解決することができる最高の方法であると信じている。そんな治癒の奇跡が必ず起こるという確信を持って、治療に臨むように勧めたのだ。土は地中にある自由電子を体内へと送り、驚くべき治癒の奇跡によって答えてくれるのだ。

　もしかしたら、多くの患者がまだ何の対策もなく苦しんでいるパーキンソン病だけでなく、認知症、アルツハイマー病などの退行性脳疾患を解消することができる最善の解決方法は、ただ病状の進行を遅らせるだけの薬ではなく、地面とのアーシングを再開し、裸足で歩き、裸足で生活するという決心とともに実践していくことが求められるのである。

天然の炎症・痛みの治療剤

(1) 12年間痛かった背中がアーシング線と繋がることにより3日でよくなりました

　私は数回に渡り、多くの人が患っている足底筋膜炎や膝関節炎、脊柱管狭窄症などの筋骨格系疾病の根本的な原因が、まさに固い靴を履いて生きている私たち現代人の生活様式から始まっているということを指摘してきた。私たちが履いている靴が不導体のゴム底で作られているという問題、アーチの機能を無力化してしまうインソールの問題、そして硬い踵の問題である。

　若い頃には、さほど大きく感じないが、40代や50代など歳をとるにつれて、多くの人が足底筋膜炎に苦しんだり、膝関節が痛かったり、腰が痛かったり、背中が痛いという理由により、まともに歩けなくなり、姿勢が前のめりにゆがんでしまったことをよく目にする。当然、その人はこれに関連した痛みを一生抱えて生きていく。

　実際、私は朝、マンションの庭で裸足で体操をして、木の根っこに足裏を押し付けて指圧した後、会員たちに朝のメッセージを書きながら、私の横を通りすぎるマンションの住民たちを目にするが、誰一人として例外なく靴を履いている。歳をとった人もほとんどは腰が曲がって体が捻れてしまったり、体が片方に傾いたまま歩いているなど、体の筋骨格系自体がずれてしまっている場合が多い。特に高齢のお年寄りの場合は、

そのような方が多い。まさに靴を履いて生きている私たちの生活の結果は、時間が経つにつれ表に出てくるゆがんだ姿そのものだ。

　それならば、このような現象をどう改善することができるのか。それはまさに私が常に呪文のように言っている裸足で歩かなければいけないということだ。実際、その重い登山靴を脱いで裸足で歩いたら、2か月も経たないうちに、10年余り病院に通いながら苦労していた足底筋膜炎がすっかり治ってしまったというキム・ミョンエさん (63歳女性) の治癒の事例や膝関節炎により何年も苦労していたのに、裸足で歩いてすっかり治ってしまったと話してくれたイ・ヨンジャさんの事例は、既に一つの伝説になった。また毎日、九龍山の頂上まですいすいと登ってしまうジョン・ヨンスンさん (74歳女性) もやはり脊柱管狭窄症になり、毎日漢方医院で鍼を打ってもらうことが日課であった。しかし裸足で歩き始めて数か月ですっかり治り、今は元気いっぱいである。まさに靴を脱げば筋骨格系の症状が自然に解消され、治癒するということをそのまま見せてくれた貴重な治癒の事例である。

　これらの事例は裸足ウォーキングが筋骨格系疾病などを治癒するのに決定的な影響を及ぼすという事実を改めて証明してくれたのである。

　上記のような事例は全て裸足ウォーキングによる自然の治癒の結果だった。言い換えると、裸足ウォーキングの指圧効果とアーシング効果が同時に作用した驚くべき治癒の事例なのだ。

　そして、ギョン・ミジャさん (66歳女性) は新たな次元の事例を掲示板に書き込んでくれた。その内容は、昨年の秋ぐらいか、彼女が心臓にステント施術を受けたという話を聞いて、当時私が開発したばかりの銅網アーシングパッドを使ってもらおうとプレゼントしたことがあった。そのアーシングパッドを敷いて、眠りにつくと、まるで黄土の部屋で寝るのと同様に、体内の毒素である活性酸素が中和、消滅するだけでなく、赤血球のゼータ電位が上昇し血液がきれいにサラサラになり、血流の速度が早まり彼女が患っている心血管疾患の治療に助けになるだろうと考えたからである。ところがギョン・ミジャさんはそのような治癒の効果

ではなく、全く違う次元の証言を書き込んでくれたのだ。その内容は事案が特別なだけに下に転載した。

私はアーシングパッドを使用して、長い間痛かった背中がすっかり治りました。

12年間、背中が痛く長い間病院に通いましたが、検査しても治らないかもしれないと言われ、薬を15日分処方して、痛みがある時に飲みなさいと言われましたが、一度も飲みませんでした。

そして、会長のアーシングパッドを敷いて寝たのですが、たったの3日でよくなりました。

奇跡、奇跡、奇跡......感謝、感謝、感謝......です!!

ところが、使用中にマットが裂けてしまって1週間使えなかったんですが、また痛くなりだしました。

どうしよう〜〜 と話したら、主人がそこを縫って使ってみたらと言うので縫い付けて使ってみたら、また痛みがなくなり平和が訪れました〜〜 ^^

12年間、夜になれば背中が痛くて寝返りを打ちながら寝ていた私が…今は平気です。本当に不思議で、ありがたいです。

改めて感謝致します〜〜 ^^ 裸足万歳〜!! ♥ ^^

　これまでの12年間、苦労していた背中の疼痛がアーシングパットを使い、たった3日で痛みが治まったという手紙を読み驚くばかりである。ところがここで彼女はまた別の信じ難い証言をもう一つしてくれた。それはアーシングパットの銅網が破れて数日使えなかったところ、また腰が痛くなり始めたと証言したことだ。それから数日後彼女のご主人に、その破れた部分を縫ってみたらどうだと言われ、修繕して使用したところ、また背中の痛みがなくなり平和を取り戻したと証言してくれた。

私は体と地面を、家の中のコンセントに敷かれているアース線を通して繋げると、すぐに地面からの自由電子が私たちの体内に入ってくると話した。その自由電子が私たちの体内に入って、さまざまな驚くべき生理的治癒のメカニズム mechanism を作動させるということが、彼女により改めて立証された。体内の毒素を解消し、中和するだけでなく、血液をきれいにサラサラにしてくれる。またさらに痛みを和らげる役割もしてくれるということをギョン・ミジャさんの証言が確認させてくれた。

　これは上記で述べた裸足ウォーキングの治癒の効果とアーシングパッドの効果が合わさるという大切なポイントになる。アーシングパッドを使った地面とのアーシングで地面と体が繋がり、体内の毒素である活性酸素の中和、消滅のみならず、これまで病んでいた筋骨格系の痛みまで緩和してしまうということが確認できたのだ。そのような面からも彼女の証言は次のようにとても重要な意味を持つと言うよりほかはない。

　第一にこれまで私たちが確認してきた裸足ウォーキングの筋骨格系疾病の治癒は、私たちの体と地面を繋げるアーシングパッドの使用を通してでも効果があるということだ。言い換えると、アーシングパッドを通し私たちの体を地面と繋げれば、それは森の中を裸足で歩く裸足ウォーキングのアーシングと同じ効果をもたらすということだ。

　従って、裸足で歩くことが困難な人、特に日常の忙しい業務などのせいで、森へ行って裸足で歩くことが大変な人や病弱な人には室内で体とアース線を繋げることが、代案になりえるという事実を確認することができた。

　二番目にこれは私たちが家や職場などの室内にいても、アース線を通して私たちの体が地面と繋げれば、それを通って私たちの体に入りこみ驚くべき生理的治癒のメカニズムを作動させる自由電子が本当に存在していることの確認である。これによって私たちが感じるにせよそうでないにせよ、私たちの体内のさまざまな裸足ウォーキングの治癒効果、特にアーシング理論の生理的治癒のメカニズムが作動するという事実もやはり証明されるのだ。

(2) 裸足ウォーキングとアーシングが炎症と痛みを癒すメカ
ニズム – 自己免疫疾患治癒の前と後

　私はこれまで活性酸素ががんや高血圧、糖尿病など全ての現代文明病の原因だと述べてきた。だから裸足で歩いて、アーシングを行うことで、その活性酸素を中和させ、消滅させようと叫んできた。そしてその証拠として靴を履いた時、私たちの体の電圧が 200mV から 600mV に達するが、靴を脱いで裸足で地面とアーシングした瞬間、その電圧が 0V に落ちてしまうということを確認した。

　要するに、裸足で歩いてアーシングすると、体内の正 (+) 電荷を帯びた活性酸素が地中から私たちの体内に上がってくる負 (−) 電荷を帯びた自由電子に繋がり中和され消滅することで、がんや高血圧、糖尿病などの原因が解消され、現代文明病が治癒すると話をしてきた。

　しかし私たちはそのがんの治癒がどのようなメカニズムを通して具体的に起こるのかについて、詳しく知らなければならない時がきた。その点で先の第二章で翻訳し、整理し著述したジェームズ・オシュマン博士やガエタン・シュヴァリエ博士などの『アーシング grounding, earthing が炎症、免疫反応、傷の治癒、慢性炎症及び自己免疫疾患の予防と治療に及ぼす影 響 The effects of grounding (earthing) on inflammation, the immune response, wound healing, and prevention and treatment of chronic inflammatory and autoimmune diseases』の論文は治癒のメカニズムをしっかりと見つめ、省みる決定的なきっかけを提供してくれた。

　私たちはこれまで数多くの疾病を見てきた。そしてそのような疾病で苦しんできた多くの会員を見てきた。しかも、その多くが、一種類あるいは二種類のがん、慢性頭痛または脊柱管狭窄症などの一つから二つの病により苦痛を受けている場合がほとんどであった。

　最近、朝の手紙を載せてくれたイ・ステラさん (61 歳女性) の場合、状況は少し複雑でまた困難かのように思えた。7 年前に受けた脳下垂体の脳腫瘍の手術から始まってリウマチ関節炎になり、またそれがさらに進

行して左目を攻撃して、その治療過程でステロイドの多量服用により糖尿病が発病し、さらに2019年9月に原因不明の高熱と頭痛により病院に2週間入院しさまざまな検査を経て、多発性血管炎という新たな病名まで診断されたのである。

　ステラさんにも多くの方々を襲ったがんの苦痛が始まったのだ。体内に積もり積もった毒素である活性酸素が中和されて排出されることなく、体内の正常な細胞を攻撃し、炎症が起こり、その炎症が血管を通り、ステラさんの脳下垂体にがんとして変異し現れたのだと考えられる。

　言い換えると、原子核の軌道を回っているペアを失った電子である活性酸素たちが不安定になったため、別の細胞から絶えず電子を奪い取る過程が連鎖的に起こり、そして地面とのアーシングの遮断によって自由電子の供給が十分に受けられず、炎症がひどくなったのだ。電子の欠乏 electron deficiency 状態が続くことで、炎症が悪化し、その炎症が血管を通じて体内を駆け巡り、ステラさんの場合には脳細胞を攻撃してきたのだ。そのため脳下垂体に腫瘍ができ、その腫瘍を手術で除去したというわけだ。しかし、その脳腫瘍の根本的な原因である活性酸素の中和・排出はされなかった。つまり、地面とのアーシングが遮断され続けると、電子欠乏の状況が続くことになり、病の原因であり根元である活性酸素は、依然として体内で解消されないまま毒素を働かせていたというわけだ。

　そうして脳腫瘍の手術の後、抗がん剤、抗凝固薬、ステロイドなどさまざまな薬物が投与されたが、依然として地面とのアーシングは遮断され、絶えず生成される活性酸素など体内の毒素が根本的に解消する処置が成されていなかったのだ。

　それから一体どうなったのか。体内の免疫体系に異常が起こり始めた。そのように絶えることなく生成される活性酸素を防ぐため、免疫細胞が活動し続け、疲労困憊してしまったのだ。そして、その免疫細胞が記憶喪失になり、相手と自分を区分できなくなってしまったのだ。

　このような状況を上記の論文では「電子の不足はミトコンドリアの電子輸送の鎖を不飽和化させ、慢性疲労を誘発し免疫系細胞の細胞間の移

動及びその他の必要な活動を遅くさせる。このような状況では、体の軽い損傷でさえ長期の健康問題へと飛び火してしまうのだ。

　私たちの体が自由電子を使用できなければ、炎症が異常な過程を経ることになる。電子が足りない領域は2次的な損傷には脆弱になる。体は正電荷を帯び、感染を防ぐのに困難を来たすことになる。その結果は免疫体系が活動し続けることになり、ついには消耗してしまう。

　そうなった場合、免疫系の細胞は身体の多様な化学構造 self と寄生虫、バクテリア、カビ及びがん細胞分子 non-self を区別できなくなるのだ。このような免疫系の記憶喪失は、ある免疫細胞が自分の体の組織と器官を攻撃することに繋がるのだ。その一つの例が糖尿病患者にある膵島（ランゲルハンス島）のインスリン生産ベータ細胞が破壊されることだ。別の例は免疫体系が自己の関節の軟骨を攻撃し、リウマチ関節炎を引き起こすことだ。全身性エリテマトーデス（SLE）Lupus erythematosus は身体の免疫体系が自己の組織と臓器を攻撃して発生する自己免疫疾患の極端的な例だ。」と述べている。

　結局外部から侵入した病原菌やウイルスを防ぐために存在する免疫細胞が力を使い果たして、自分と他人の区別ができなくなり、自己の細胞を攻撃し始めるのだ。いわゆる自己免疫疾患の発病だ。ステラさんのリウマチ関節炎と朝の関節のこわばり現象などが、こうして起こったのだと考えられる。

　このような事態の治癒のため、その原因である活性酸素を除去し、電子欠乏 electron deficiency 状態から自由電子を供給しなければいけないのだが、相応の処置が施されず、薬にだけ頼ったため、その次には目の失明の危機まで追い込まれ、さらに多発性血管炎という極端な状況にまで至ったのだと思われる。

　まさに裸足ウォーキングとアーシングを通した自由電子の供給が遮断された状態で、原因もわからないまま、ただひたすら薬と注射などの処方にしがみついてきたイ・ステラさんがこれまでの7年間ずっとさまざまな自己免疫疾患に悩まされて来た理由だ。

しかし、ついにイ・ステラさんは裸足ウォーキングを知ったのだ。これまで2か月余りを裸足で歩き、あれほど彼女を苦しめていた脳腫瘍とリウマチ関節炎など自己免疫疾病の原因であった活性酸素、その電子欠乏の状況から抜け出し始めたのだ。その結果はまだ完全ではないが、新たな治癒の奇跡として登場したのだ。

　「私は現在、ステロイド薬を飲んでいます。前に比べて、それほど多くはないですが、私の目標は薬を止めて、健康に生きる人生です。以前はいつまで薬を飲めばいいのか憂鬱になったこともありましたが、今は憂鬱さどころか、希望に溢れた日々を送っています。」

　これからステラさんはステロイドの薬の代わりになる天然の治癒剤である裸足ウォーキングとアーシングを通した生命の自由電子を服用し始めたのだ。体内において過去の疾病の原因であった、電子欠乏の状況が自然に解消され、ステラさんの体に「単純・容易・無害・無料」という天然の治癒過程が始まったのだ。

　裸足ウォーキング1か月後の2020年11月中旬、新村セブランス病院での血液検査の結果は、まだその始まりに過ぎないと考える。「始めに、糖化ヘモグロビンが9.0%あったのが、6.6%へと下がりました。二番目に、睡眠薬を飲まなければ眠れなかったのですが、睡眠の質がよくなりました。三番目に、これまでは運動靴を履いて山の遊歩道を2時間歩いていましたが、歩いていると左側の足の親指と右側の足の親指に痛みが走り、歩いては止まりを繰り返していました。でも不思議なことに、裸足ウォーキングは2時間歩いても痛くないのです。四番目に、会う人みんなが私の顔色がとても明るくなったとか、お肌のトーンを明るくする化粧品を使ったのかと聞かれます。私はお肌が明るくなったという言葉を聞くととても幸せになります。またリウマチ患者に見られる朝の関節のこわばり現象がなくなったんです。」というのがステラさんの証言だ。

　裸足ウォーキング1か月半の結果に続き、これからステラさんが毎日、裸足で歩いて、室内でもアース線と体を繋げて、アーシングをしながら、よい治癒の結果を伝えてくれると信じている。当然、血液検査などの結

果を主治医と相談し、薬も減らして、最終的にはいいニュースが聞けることを期待している。

　ここで第三章で引用したアメリカのホノルルジュジュベクリニックの鍼灸専門医シモン亀井 Cimon Kamei の臨床リポート『地面は治癒する The remedy is in the ground』の一節を思い出した。

　「私の患者の一部はがんまたは腎不全により足全体に相当のむくみと水が溜っています。彼らの足は風船のように膨らんでいます、私はしばしば２名のクリニックのスタッフに患者を海岸まで連れていくように指示します。彼らはスコップを持っていって、濡れた砂に穴を掘り、患者がその穴に足を下ろしたまま、砂の上に座っていられるように助けます。その後、その穴を砂で埋めます。そうして約 20 分後にはむくみがほとんど引いてしまいます… また私はアトピー性皮膚炎を患っている多くの子供たちを治療しています。私は子供の親に子供たちを公園に連れていって、裸足で走り回らせたり、海岸に行って水泳をさせたり、裸足で歩かせたりするように話します。彼らは裸足ウォーキングで非常に早く治ります… バセドウ病 (甲状腺機能亢進症) や全身性エリテマトーデス（SLE）病、多発性硬化症、リウマチ関節炎のような多くの自己免疫疾患を持った患者たちも治療しています。そんな患者の場合にもアーシングがとても大きな助けとなります。特に血液循環がよくなかった患者はアーシングにより、彼らの足が温かくなることを感じたりします。それはつまり血液循環が改善されたと考えられます。疼痛患者は痛みがかなり減少したという報告だけでなく、ズキズキとした痛みが減りました。」と治癒の解決策はまさに地面にあると The remedy is in the ground と述べた。

　結局、上記のような生理学的理論と医療現場での臨床事例の報告が、裸足ウォーキングとアーシングの炎症と痛みの治癒のメカニズムを正確に示している。

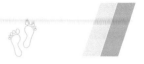

　2019年の春に刊行した『裸足ウォーキングの奇跡』の末尾に私は「今や金融人としての夢を超えて、裸足で弘益人間（人間社会に貢献する）という夢と世の中を開くための道に出ようと思う。初めは小さくても、終わりには非常に大きくなるであろう。」と書いた。

　その後、2年余りの月日が流れた。これまで私と「裸足ウォーキング市民運動本部」は、この世の中を裸足で歩く弘益人間の世界に変えるために、また人類の無病長寿の具現化の夢を成し遂げるため、まだ微弱ながらも切実な努力をしてきた。

　その第一歩が2019年5月25日に開催した第1回「ソウル市民、愛の裸足ウォーキングフェスティバル」だった。400人近い一般会員が参加し、その日一日、大母山を裸足が彩る様子はとても壮観であった。事故などもまったくなく多くの参加者が一日中、暖かい春の陽気の下、裸足で楽しみ、疾病の苦痛がない健康な世の中を体験して、その道を開くことになった歴史的瞬間であったと信じたい。

　その後、2019年10月に予定していた南漢山城での第2回「裸足ウォーキングフェスティバル」は、当時全国を襲っていた豚コレラにより、開催が中止になり、また2020年以後は新型コロナのパンデミックが襲い、計画自体を立てることさえ不可能な状況に追い込まれた。

　そして2021年の半分が過ぎた現在でも、新型コロナのパンデミックによるソーシャルディスタンス政策の5人以上の集合禁止という方針に従って、まったくもって集会を企画することができない状況が続いている。

　私は本書で叙述したように、今回の新型コロナのパンデミックの原因が現代人の地面とのアーシングの遮断により始まったものと判断している。従っ

て、私たちすべてが裸足で歩き、地面とのアーシングをすれば、新型コロナのパンデミックも乗り越えることができると信じている。しかし、皮肉なことにその新型コロナのせいで、解決策であるアーシングをする裸足ウォーキングの集会自体を企画できないという矛盾のジレンマに陥っている。

　また、体調が悪いという人に裸足で歩くことを勧めれば、周辺に裸足で歩けるだけの土の道がないという不満の声が返ってくる。実際、私たちの周りの歩道はすべて、セメントやアスファルト、コンクリートなどで覆われていて、森に行くのにも長時間車に乗って行かなければならず、そうして、ようやく訪ねた森もアーシングを遮断する国籍不明のシュロマットによって覆われている。

　それで「裸足ウォーキング市民運動本部」は、全国民がいつでも靴を脱いで、裸足で歩くことができる土の道を造成するため、かなりの努力を重ねてきた。ソウル中心にある清渓川の歩行路の片方をセメントではなく土の道を造成しようという 2019 年度ソウル市への提案はその代表的な例だ。数回の審議の過程と市民投票を経て、この「清渓川裸足道」の提案が 2020 年も市民参加事業として選定されたのだが、それ以後、推進過程において、突然、計画が覆されるというとんでもない状況が起きてしまった。

　清渓川に裸足の道が造成されれば、ソウル市民がいつでもソウルの肺のような清渓川に来て、靴を脱いで裸足で歩き、日常の息苦しい生活から健康な生命の祝祭へと昇華させることができると期待していたのだ。また清渓川裸足道をきっかけに全国にある川沿いの道や遊歩道も土の道に変えられる決定的なチャンスになると信じていた。またアメリカのニューヨークにあるハドソン川やイギリスのロンドンを流れるテムズ川、フランスパリのセーヌ川など、世界の有名な川沿いのセメントやアスファルトの道も土の道に造成し人類健康への新たな道が開かれると信じているし、その夢は現在進行形である。私たちのアイデアと活動により、人々が土の道を裸足で歩き、疾病の苦痛がない健康な世の中を作るための、いわゆる「K−ヘルス」の出発点になるという夢だ。

　これに加えて、私は本文でも記述した韓国の憲法第 35 条第 1 項に基づいた

「アーシング権」という新たな権利の概念の導入を提案している。国民が地面を踏んで、健康に生きることができる権利である『アーシング権』を国民の基本権の一つとして確立しようというのだ。「日照権」「眺望権」に相応する健康権、環境権の一つの概念というわけだ。建築法、住宅法、都市公園及び緑地などに関した法律に規定された住宅団地と都市公園内に、一定率を土の道に造成して、それに伴う足を洗える施設の設置を義務化しようというのだ。

　実際、これまでの2年余り、全国の地方自治団体がところどころで裸足黄土道を造成している。私たち裸足ウォーキング市民運動本部が活動している大母山の遊歩道も江南区庁が路面造成、黄土の敷設など、裸足の道のための盛り土作業が進行中であり、良才川にも水辺裸足道、裸足黄土道などを造成している。また、松坡区庁の松坡遊歩道、炭川道4.4Kmの連結工事も土の道にして欲しいという要望まであった。裸足で歩ける土の道の造成が市民の大きな関心事として登場していることを至る所で感じることができる。

　そんな全ての動きがこれまでの2年、私たちが行った裸足ウォーキング拡散運動と軌を一にしている。そして全ての国民がいつでも裸足で歩くことのできる住居及び周辺の歩行環境をこつこつと造成していくことで、裸足ウォーキングの驚くべき効果を日常において享受し、疾病のない健康な世の中へと一歩ずつ進んでいけると信じている。

　しかし、残念なことはまだ政府の保健当局や医学界、世間の人々はこのように裸足で地面を、土の道を踏む時、地中から私たちの体内に上がってくる自由電子が、私たちが生まれ持っている生理的機能を正常に働かせるのに必要不可欠な要因であることを、つまり私たちの生命を健康に維持、管理するのに必須の生理的要因であることを知らずにいる。

　靴を脱いで裸足で立つことで、私たちの足元にある地中からおびただしい量の自由電子が供給され、それは天然の免疫抗がん剤であり天然の抗凝固薬であり、天然のアンチエイジング剤であり、天然の神経安定剤であることを、また天然の炎症治療剤ということをまだ誰も知らずにいる。

　本書をきっかけとして政府と保健当局はもちろん、国内の医学界も裸足ウォーキングがもたらす驚くべき免疫力の増強と疾病の治癒効果、そしてそ

れを裏付ける約20編の海外臨床論文が、果たして事実に適うものなのか、本格的な検証を行ってもらいたい。一切の費用がかからず、国民が、そして全世界の人々が恐ろしいさまざまながんや心血管疾患、脳疾患、認知症、アルツハイマー病、筋骨格系疾病などの現代文明病はもちろんのこと、それにもまして全世界を止めてしまった新型コロナまで防ぐ可能性があるとしたら、それを国家の保健政策的次元において検証し、受け入れるように準備するのは当然ではないだろうか。

　このような問いに今回の『裸足で歩こう』の刊行は、2006年『裸足で歩く楽しさ』、2019年『裸足ウォーキングの奇跡』に続き、2021年、私がこの世に向けて、改めて投げかける国民健康と人類健康のための絶対的なメッセージである。

韓国全羅北道全州市

「裸足ウォーキング活性化及び支援に関する条例」

代表発議者：キム・ウォンジュ 議員

発議年月日：2023. 2. 8.

可決日：2023. 2. 15.

第1条（目的）

本条例は「国民健康増進法」に従い健康増進に効果のある裸足ウォーキングを活性化し裸足ウォーキング活性化事業を支援することで、市民の健康増進に役立てることを目的とする。

第2条（定義）

本条例で使用する用語の意味は次の通りである。

  1.「裸足ウォーキング」とは、地面を裸足で歩くことを言う。

  2.「裸足遊歩道」とは、裸足で散策が可能な歩行者用の道を言う。

  3.「大型集合住宅」とは、1000世帯以上の集合住宅を言う。

  4.「都市公園」とは、都市公園及び録地等に関する法律第2条による都市公園を言う。

第3条（市長の責務）

① 全州市長（以下「市長」とする）は裸足ウォーキング活性化のため施策と事業を発掘し推進しなければならない。

② 市長は裸足ウォーキング活性化のために集合住宅、都市公園等に裸足ウォーキングに必要な土の道と洗足台などの施設を設置することができる。

③ 市長は裸足ウォーキング活性化のために必要な予算を支援することができる。

第4条（裸足ウォーキング活性化事業計画の樹立）

① 市長は裸足ウォーキング活性化事業計画を樹立・施行することができる。

② 市長は大型集合住宅の助成、都市公園の助成などにおいて、歩道計画する際、裸足ウォーキング遊歩道助成を総歩道の最低 30％以上を優先に検討して反映することができる。

第 5 条（裸足ウォーキング活性化事業）

市長は裸足ウォーキングを活性化するために次の各号の事業を推進することができる。

1. 裸足遊歩道（セメント・アスファルト・ウッドデッキ・ヤシマットなどで舗装されていない道として、裸足ウォーキングに適切な土の道を言う）の組成・拡充及び整備
2. 裸足ウォーキングに必要な施設の設置・補修
3. 裸足ウォーキング活性化に必要な広報及び教育
4. 裸足ウォーキングによる健康増進体験事例及び病気予防・治療の体験事例の発掘・調査
5. 裸足ウォーキングの市民健康及び市の健康保険予算の節減に及ぼす効果に関する研究
6. 裸足ウォーキングと関連する文化・芸術・学術事業
7. その他、裸足ウォーキングの活性化のために必要な事業

第 6 条（事務の委託）

① 市長は第 5 条各号による事業の一部を法人または団体へ委託することができる。
② 第 1 項に従い事業を委託する場合「全州市事務の民間委託管理条例」に従う。

第 7 条（褒賞）

市長は裸足ウォーキング活性化に貢献した功績が大きい機関・団体、または個人に対して褒賞することができる。

第 8 条（施行規則）本条例の施行に必要な事項は規則として定める。

附則

本条例は公布後 1 か月が経過した日から施行する。

著者紹介

朴 東昌 (パク・ドンチャン)

1952年慶尚南道の咸陽で生まれ、京畿高等学校とソウル大学法学部を卒業した。高麗大学経営大学院で修士、韓国外国語大学経済学の博士号を取得した。1990年、金融事業に対する深い愛情と並々ならぬ情熱を持って、東ヨーロッパに進出し、ハンガリー大宇銀行を設立し、最優良銀行として成長させる業績を残した。1996年ポーランドの「LGペテロ銀行」を引き継いだ後、CEO及び銀行長として活躍し、赴任3年後にはポーランド内でトップ4銀行の一つに成長させた。

2006年に帰国後、韓国金融研究院の招聘研究委員、2008年ハナ金融のグローバル戦略顧問、2010年KB金融最高戦略責任者 (CSO) 副社長を歴任し、世界の舞台で積み上げたグローバル金融業務の経験と知識によって、韓国の金融産業の発展に献身してきた。

このようにグローバル金融人としての多忙な生活を終えた後、ポーランドで知った「裸足ウォーキング」の治癒効果を韓国の人に啓発・啓蒙しようと、2016年からソウルの江南にある大母山において、「無料森林裸足ウォーキングへの招き」プログラムである「裸足ウォーキング森林ヒーリングスクール」を運営し、裸足ウォーキングの驚くべき治癒とヒーリングの効果を伝え、そして共に分かち合っている。2018年にはソウル市傘下の非営利民間団体として「裸足ウォーキング市民運動本部」を創設し、「裸足ウォーキングを通した健康な人生と疾病の予防と治癒」という人類的次元のイシューを提起し、それを拡散していく活動を続けている。

主な著書に『金融世界化。その可能性に挑戦する』『グローバル型 CEO』『裸足で歩く楽しさ』『裸足ウォーキングの奇跡』『裸足ウォーキングが私を救った』などがある。

訳者紹介

伊波 浩樹 (イハヒロキ)

　1972 年生まれ。25 歳の時に日本語教師として渡韓。その後、延世大学韓国語語学堂で韓国語を本格的に学び、2014 年に慶熙大学大学院、国語国文学科韓国語学修士課程に進学し、韓国語をマスターする。韓国語と日本語の高いスキルを活かし、韓国の公共機関において、さまざまな日本語教育活動を行っている。また、現在キリスト教の教団においても通訳や翻訳の活動をしている。

日本語版監修

呉 宣児 (オ・ソンア)

　共愛学園前橋国際大学教授。専門分野は環境心理学・文化発達心理学。
　1966 年韓国済州道で生まれる。韓国の済州大学で日語日文学科を卒業し 1994 年から来日。お茶の水女子大学で修士号、九州大学で博士号を取得。著書に『語りからみる原風景―心理学からのアプローチ』(単著)、『まちづくり心理学』、『前橋市の地域づくり事典』、『アジアの質的心理学―日韓中台越クロストーク』、『環境心理学の新しいかたち』『子どもとお金―おこづかいの文化発達心理学』(共著)他多数ある。現在、韓国裸足ウォーキング国民運動本部と関わりながら自身が裸足ウォーキングの実践をしつつ、環境心理学の授業や地域づくりの活動に裸足ウォーキングの発想や実践をつなげている。

裸足で歩こう

初版発行　2023年10月31日

著　　者　朴 東昌

訳　　者　伊波 浩樹

監　　修　呉 宣児

発 行 人　中嶋　啓太

発 行 所　博英社
　　　　　〒 370-0006 群馬県 高崎市 問屋町 4-5-9 SKYMAX-WEST
　　　　　TEL 027-381-8453 / FAX 027-381-8457
　　　　　E·MAIL hakueisha@hakueishabook.com
　　　　　HOMEPAGE www.hakueishabook.com

ISBN　　　978-4-910132-62-4